Alle kan skrive artikler

—

fra idé til manuskript

Jacob Rosenberg, Jakob Burcharth,

Hans-Christian Pommergaard

KURSUSBOG

Denne bog dækker en del af
baggrundsmaterialet for
Basalkursus i artikelskrivning.

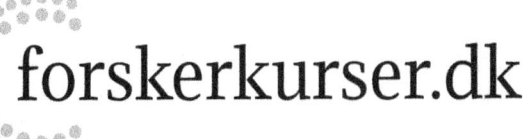

INDHOLDSFORTEGNELSE

FORORD   iii

INTRODUKTION   1

DESIGN OG KVALITETSVURDERING   2
AF STUDIER

ARTIKELTYPER OG OPBYGNING   18

LITTERATURSØGNING   34

REPORTING GUIDELINES   43

IMRAD KONCEPTET   47

REFERENCESTYRING   69

FORFATTERSKAB   73

PUBLIKATIONSPROCESSEN   77

AFRUNDING   80

ROSENBERG, BURCHARTH, POMMERGAARD

FORORD

Skrivning af videnskabelige artikler er en integreret del af det lægelige virke og i tiltagende grad også i andre fagområder. Forfatterne til den aktuelle bog er en del af en større forskergruppe, hvor artikelskrivning selvsagt fylder en del.

Vi har fået øje på en mangel på relevant dansksproget litteratur om det at skrive videnskabelige artikler, specielt indenfor det sundhedsvidenskabelige område. Vi har derfor valgt at samle vores egne erfaringer sammen med viden fra udenlandsk litteratur til en dansksproget bog om det at skrive videnskabelige artikler. Det overordnede formål er at afmystificere processen omkring artikelskrivning og derved forhåbentlig gøre det nemmere for nutidige og fremtidige forfattere.

Vi har foreløbig valgt at udgive tre bøger om artikelskrivning, og du sidder nu med den første bog. Denne bog indeholder generelle emner om artikelskrivning, f.eks. hvordan man får den gode idé, opbygning af forskellige typer artikler, litteratursøgning m.v.

Den anden bog er en detaljeret gennemgang af Mind to Paper konceptet. Dette er en effektiv metode til at producere videnskabelige artikler, hvor man lærer at skrive en hel artikel på kun én enkelt dag. Indenfor de sidste par år har vores forskergruppe produceret over 100 videnskabelige artikler og flere Ph.d.-afhandlinger med anvendelse af Mind to Paper konceptet, og vi kan love jer for, at det virker. Den tredje bog omhandler teknikken bag skrivning af systematiske reviews.

Vi håber derfor, at disse tre bøger samlet kan gøre det lettere for forskere at skrive videnskabelige artikler. Bøgerne vil løbende blive revideret og forbedret, og vi beder derfor om feedback, hvis du synes, der er noget, der mangler eller kan gøres bedre.

God læselyst !!!

INTRODUKTION

Behandling og pleje skal så vidt mulig være baseret på videnskabelig evidens, og videnskabelig publicering er derfor en fuldstændig naturlig og integreret del af klinikernes hverdag. Videnskabelig publikation er et vigtigt værktøj til at videreudvikle de kliniske fagområder, og ændring i klinisk praksis bør kun foretages på baggrund af videnskabelige data. At publicere videnskabelige artikler er selvfølgelig også en slags personlig reklame for den enkelte forsker, og det er en vigtig faktor til at kunne opnå bevillinger og ansættelser. Det er derfor forkert at spørge, hvorfor man skal publicere. Man bør i stedet spørge, hvorfor skulle man ikke publicere.

Alle faggrupper kan publicere videnskabelige artikler. Det kræver selvfølgelig en vis indsigt og oplæring i metoden, men publicering af videnskabelige artikler er ikke noget, der kun er for læger. Alle med et budskab eller en idé kan udvælge en problemstilling, evaluere den i det rette videnskabelige design og herefter formidle fundene i en videnskabelig artikel. Skrivning af videnskabelige artikler er en metode, som kan læres af de fleste, og vi håber derfor, at denne bog kan være en hjælp til at komme i gang ved at præsentere en god og effektiv metode til at skrive videnskabelige artikler.

DESIGN OG KVALITETSVURDERING AF STUDIER

Evidensklasser

At noget er evident betyder, at det er bevist og ved endelig at bevise en påstand, gøres den til en sandhed. Dog kan en videnskabelig påstand sjældent bevises fuldstændigt og uden forbehold. Betegnelsen "videnskabelig evidens" inddeles derfor i grader og bruges som et udtryk for troværdighed af et videnskabeligt studie.

Man inddeler evidens efter, hvorvidt en videnskabelig hypotese er endeligt bevist af studiets resultater, eller om resultaterne er for usikre til at bevise den endelige sammenhæng. Hvor god evidensen er i et studie afhænger af studiets størrelse (antal patienter) og især af studiets design. Et design med mange svagheder giver usikre resultater, hvorimod et studie design med få fejl giver mere troværdige resultater.

Systematiske fejl i studiedesigns kaldes bias og er med til at skrævvride resultaterne væk fra de sande værdier. Bias omtales mere detaljeret senere i dette kapitel. For at undgå bias anvendes bl.a. metoderne randomisering og blinding (se senere). Ved disse metoder mindskes eller elimineres bias, så den endelige årsagssammenhæng i højere grad kan bevises. Generelt kan man sige, at jo højere evidensklasse des mindre risiko for bias og dermed større kvalitet og troværdighed af resultaterne. Studier af lavere evidensklasser er typisk mere præget af bias, hvorved man må tillægge resultaterne mindre værdi.

Evidensklasser kan inddeles efter Oxford Centre for Evidense Based Medicine's inddeling, som inddeling fra 1 til 5, hvor hvert tal kan underinddeles med A, B og C. Den højeste evidens er randomiserede, kontrollerede forsøg (1A, 1B), herefter kommer kohorte undersøgelser (2A, 2B), case kontrol studier (3A, 3B) og studier med lavere evidens (4-5).

Randomiserede kontrollerede forsøg (RCT):
- **1a:** systematisk review eller metaanalyse af randomiserede, kontrollerede forsøg (RCT)
- **1b:** randomiserede, kontrollerede forsøg (RCT)

Kohorte undersøgelser:
- **2a:** systematisk review af kohorte undersøgelser
- **2b:** evidens fra kohorte undersøgelse

Case-control undersøgelser:
- **3a:** evidens fra systematisk review af case-kontrol undersøgelser
- **3b:** evidens fra case-kontrol undersøgelser

Andet:
- **4+5:** ekspertkomiteer, kasuistikker, ledere og mindre patienter-serier

---

Systematiske reviews og meta-analyser

Et review er en gennemgang af litteraturen inden for et bestemt område. Man undersøger en specifik hypotese ud fra eksisterende studier/artikler på området og forsøger derved at give et overblik over resultaterne for emnet.

Et systematisk review er et review med en detaljeret metodebeskrivelse, dvs. i selve artiklen er metodeafsnittet, inkl. den nøjagtige litteratursøgningsstrategi samt kriterier for udvælgelse af studier, så nøje beskrevet, at metoden og resultaterne kan genskabes fuldstændig. Det overordnede formål med et systematisk review er at klarlægge graden af evidens på et område.

PRISMA:

Til udarbejdelse af systematiske reviews inden for biomedicinsk forskning findes specifikke guidelines. PRISMA (Preferred Reporting Items for Systematic Reviews and Meta-Analyses) giver en detaljeret checkliste for, hvordan man med fordel kan opbygge et systematisk review. Ved at følge disse guidelines sikrer man sig at opfylde de alment accepterede standarder, som kræves af de fleste større tidsskifter.

Flowchart:

En god idé når man laver systematisk review er at lave et flow-chart for studie-selektionen (se eksempel). På denne måde kan man fuldstændigt redegøre for, i hvilke databaser studierne er fundet og følge inklusion og eksklusion af studierne. Dette øger gennemsigtigheden af ens metode.

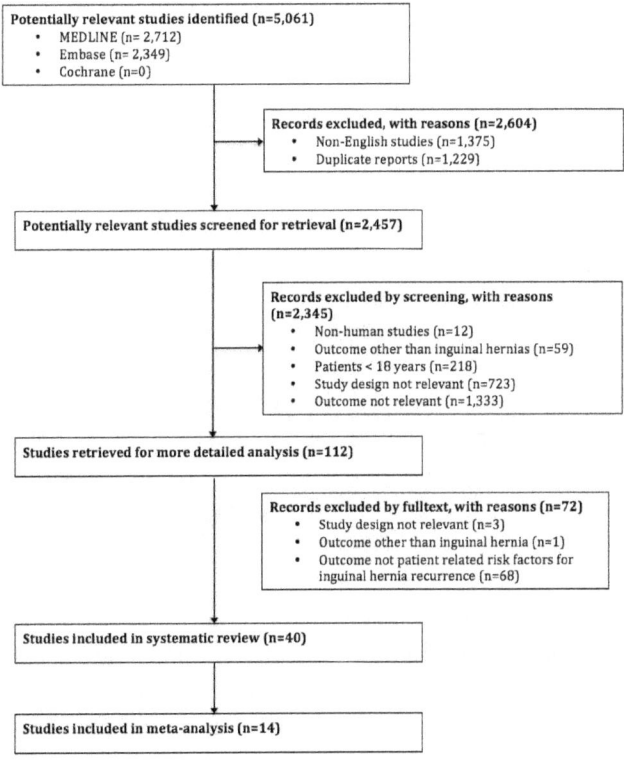

Kvalitativt review og meta-analyse:

Et systematisk review kaldes kvalitativt analytisk, hvis man foretager en overordnet sammenligning og vurdering af de inkluderede studiers resultater.

Et systematisk review kan overbygges med en kvantitativ analytisk del i form af en meta-analyse. I en meta-analyse undersøges samme variabel rapporteret i flere studier ved en statistisk analyse. Denne analyse giver et samlet bud på, hvad resultaterne for alle studierne viser. I tilfælde af, at studierne hver især er for små til at udtale sig endeligt om en sammenhæng, kan en meta-analyse give et bud på, hvorvidt sammenhængen eksisterer, når studiernes resultater samles. En sådan meta-analyse stiller store krav til at studierne er sammenlignelige (høj grad af homogenitet), da meta-analysen ellers kan give misvisende resultater. En dybere beskrivelse af meta-analysen ligger udenfor formålet af denne bog.

Kvalitetsvurdering af systematiske reviews og meta-analyser:
Et systematisk review kan laves på alle slags studiedesigns. Det skal dog bemærkes, at et systematisk review kun er af højeste evidensklasse, såfremt det er foretaget på randomiserede, kontrollerede studier. Det vil også typisk være disse studiedesigns, hvorpå det er muligt at foretage en meta-analyse.

Man vurderer kvaliteten af et systematisk review for at klarlægge, hvor meget værdi man kan tillægge konklusionen i artiklen. I tilfælde af at et review bibringer ny viden, f.eks. hvis der hidtil har været uenighed om en specifik hypotese, kan et systematisk review sammenligne litteraturen og give et endeligt bud på den reelle sammenhæng.

Kvalitetsvurdering af metoden:
For at vurdere kvaliteten af reviewets metode fokuseres i første omgang på litteratursøgningen. Kan denne genskabes og er den fyldestgørende, dvs. er det sandsynligt, at litteratursøgningen har fået alle relevante studier med på området? Dernæst vurderes de kriterier, der er sat op for at inkludere studierne i reviewet. Er disse kriterier relevante for at undersøge den specifikke problemstilling – og risikerer man at

ekskludere studier, der vil være relevante at have med?

Kvalitetsvurdering af inkluderede studier:
En central del af kvalitetsvurderingen er naturligvis kvaliteten af de inkluderede studier. Dvs. hvilke studiedesigns har reviewet fokuseret på? Jævnfør ovenstående er det naturligvis bedst, hvis det primært er kontrollerede, randomiserede studier. Men ikke alle videnskabelige hypoteser kan undersøges med dette studiedesign, og i nogle tilfælde vil lavere evidensklasser være den bedst mulige evidens.

Dernæst kigges på, hvorvidt man i reviewet har lavet en biasvurdering af de inkluderede studier. For randomiserede studier vil man typisk vurdere kvaliteten af randomisering processen, om allokeringen til grupperne er skjult sufficient, blindingsmetoden, rapportering af manglende resultater (missing outcomes) og om der er foretaget selektiv rapportering af outcome (se under randomiserede, kontrollerede studier og bias-vurdering).

Overordnet er det nødvendigt at vurdere, hvorvidt studierne er sammenlignelige, dvs. undersøger de den samme tilstand hos patienterne på den samme måde. Hvis der er for stor forskel (heterogenitet) mellem studierne, kan man ikke nødvendigvis sammenligne resultaterne. Laves metaanalyse på resultaterne, kan bør man analysere og tage stilling til graden af heterogenitet.

Publikationsbias:
Når man klarlægger evidens på et område, er det vigtigt at undersøge for eventuel publikationsbias. Publikationsbias opstår, fordi forskere i højere grad

vil være tilbøjelige til at publicere og have nemmere ved at få publiceret positive resultater, f.eks. studier hvor man viser en gavnlig effekt af en ny behandling. Studier, der ikke viser nogen effekt af behandlingen, vil derimod være mindre tilbøjelige til at blive publiceret, da nyhedsværdien er mindre og derved knap så interessant for et tidsskrift.

Er der meget publikationsbias på et område, kan man risikere at få et ubalanceret billede af de faktiske resultaterne. Herved kan man fejlagtigt fristes til at tro, at der er en positiv effekt af en behandling. Ved meta-analyser analyseres publikationsbias ved hjælp af funnel plots. Er en analyse behæftet med publikationsbias, må man tage forbehold for dette, enten ved at ikke at lave meta-analysen på det konkrete område eller ved at tage højde for det i konklusionen.

Konklusionen:
Når man vurderer den endelige konklusion på et systematisk review, analyseres hvorvidt denne svarer til kvaliteten af den tilgængelige evidens på området. Dvs. konkluderer man noget på et for løst grundlag, eller findes den nødvendige evidens til at drage konklusionen?

Randomiserede kontrollerede studier
Et randomiseret kontrolleret studie kaldes i daglig tale et RCT (engelsk: Randomised Controlled Trial). At et studie er randomiseret betyder, at patienter fordeles med tilfældighedsprincippet til én af flere behandlinger, typisk to. Kontrolleret betyder, at der bruges en kontrolgruppe. Det vil sige, at den ene af de 2 behandlinger er den aktive behandling, og den

anden er kontrolbehandlingen.

I medicinforsøg betyder dette ofte, at grupperne modtager hhv. en pille med aktivt stof (behandling) og en pille uden aktivt stof, kaldet placebo.

Målet med et RCT er at skabe 2 grupper af patienter, som er fuldstændig sammenlignelige fraset det ene punkt, hvorvidt patienterne har modtaget den aktive behandling eller placebo. Typisk drejer det sig om medicinforsøg, hvor man vil undersøge en ny slags medicin. Men det kan også dreje sig om kirurgiske forsøg, hvor man sammenligner en ny kirurgisk teknik med den konventionelle. Formålet med RCT'et er at undersøge, om den nye behandling er bedre.

Blinding:

En essentiel del af et RCT er kvaliteten af blindingen. Blinding er at skjule viden om, hvorvidt patienten modtager den aktive behandling eller placebo. Blindingen kan både omfatte patienten, behandleren og investigatoren. Jo flere der er blindet des bedre.

Kvalitetsvurdering af randomiserede kontrollerede studier:
Helt overordnet kvalitetsvurderes et RCT efter:

- Forekomst af bias
- Er der et sammenligneligt udgangspunkt og forløb for de 2 grupper?
- Resultaterne har været analyseret som intention-to-treat (ITT) eller per-protokol (PP)?

Forekomst af bias:
Generelt vil forekomst af bias reducere kvaliteten af

studiet og dermed troværdigheden af resultatet. I henhold til Cochrane instituttets guidelines vurderes et RCT for følgende bias:

- Randomisering: Er randomisering gennemført på en troværdig måde, så det er sandsynligt, at det er tilfældigt, hvilken gruppe patienterne er randomiseret til?

- Allocation concealment: Er det muligt, at forudsige hvilken gruppe patienten allokeres til?

- Blinding: Er der foretaget tilstrækkelig blinding af patienterne selv, personale og investigatorer m.h.t. om disse kan vide, hvilken intervention patienterne har fået?

- Ukomplette data: Er der redegjort sufficient for, om data på primære effektparametre er komplette – og hvis ikke – er der redegjort for, hvorfor data mangler?

- Selektiv rapportering af effektparametre: Dette problem henviser til, hvorvidt studiet rapporterer de effektparametre der i første omgang (i protokollen) har været planlagt, eller om man efterfølgende har rapporteret andre parametre, som ved post-hoc analyser har vist sig signifikante.

Er der et sammenligneligt udgangspunkt og forløb for de 2 grupper?
Selvom deltagerne er randomiserede til en given behandling, er det vigtigt at foretage analyser på, hvorvidt de 2 grupper var sammenlignelige fra starten. Ligeledes er det nødvendigt, at studiet klarlægger, om forløbet har været sammenligneligt fraset

interventionen for de 2 grupper. Dette være sig både opfølgningen, øvrige behandlinger og målemetoder til vurdering af effektparametre.

Resultaterne har været analyseret som intention to treat (ITT) eller per protokol (PP)?

Ved intention to treat (ITT) opgøres resultaterne med patienten tilhørende den gruppe, de i første omgang blev randomiseret til, uanset om patienten har forladt forsøget eller har skiftet gruppe undervejs. Ved per-protokol analysen (PP) analyseres resultaterne fra de grupper patienterne ender i, uanset hvad de initialt var randomiserede til. ITT giver som udgangspunkt et mere konservativt mål for effekten af studiet og et mere validt mål. Den selektionsbias som kan introduceres i resultaterne ved brug af PP, kan mindskes ved brug af ITT.

Man kan også sige, at ITT analysen afspejler effekten af forsøgsbehandlingen ved implementering i daglig klinisk praksis (hvor nogle af patienterne så alligevel vil modtage en anden behandling af forskellige årsager), og PP analysen mere udtaler sig om den patofysiologiske effekt af forsøgsbehandlingen. Det kan derfor være en rigtig god idé at rapportere resultater fra både ITT og PP analysen af et studie. Hvis der er stor forskel på ITT og PP resultaterne, kan det tyde på, at der har været en høj "drop out" rate i den ene af grupperne, hvilket kan skævvride resultatet (selektionsbias).

Kohortestudier
I dette studiedesign følges patienter med en bestemt eksponering for at undersøge, om eksponeringen disponerer til en bestemt sygdom. En eksponering er

en risikofaktor for udvikling af sygdom f.eks. rygning for lungekræft. Studiedesignet vil oftest være prospektivt, og det vil sige, at man følger de eksponerede/ikke eksponerede personer fra studiestart og frem i tiden og registrerer, hvornår/om de bliver syge.

Formålet med studiet er at undersøge en mulig sammenhæng mellem eksponering og sygdom. Det vil sige, at de eksponerede sammenlignes med kontrolgruppen (ikke eksponerede) for at undersøge, om der er forskel på sygdomsforekomsten.

Kvalitetsvurdering af kohortestudier:
I et kohortestudie er det vigtigt at vurdere, hvorvidt de eksponerede og ikke eksponerede er sammenlignelige fra start. Fraset eksponeringsstatus bør øvrige patientkarakteristika være så sammenlignelige som muligt. Dette kan ofte være svært, da ekspositionsstatus ofte kan hænge sammen med andre karakteristika. F.eks. er det usandsynligt, at forskellen på rygere og ikke-rygere udelukkende er rygningen, da rygning i selv kan være associeret med andre faktorer (f.eks. alkoholindtag, socialklasse).

Det er vigtigt at vurdere frafaldsraterne i den eksponerede gruppe og kontrolgruppen. Hvis patienterne dropper ud af studiet pga. sygdom, vil dette give et skævt billede af sygdomsforekomsten, hvorfor det ligeledes er vigtigt at registrere frafaldsårsagerne. Ligeledes vil en uens frafaldsrate og årsag i de to gruppe skævvride resultaterne. Optimalt set er frafaldsraterne og -årsagerne ens i de 2 grupper.

Endelig bør man vurdere, om målemetoderne til at registrere eksponeringsstatus, frafaldsrate og -årsag og primære effektparametre er velegnede til formålet, samt om de er ens for alle patienterne, dvs. de eksponerede og de ikke eksponerede. Hvis man f.eks. registrerer eksponeringsstatus og effektparametre i en database, er det vigtigt, at denne er sufficient udfyldt af fagpersoner med relevant viden. Ligeledes kan man i database-baserede kohorte studier ofte være hæmmet af, at databasen har foruddefineret, hvilke effektparametre man kan måle på. Det er således nødvendigt at vurdere, hvorvidt effektparametrene er relevante til evaluering af patienterne i det specifikke studie.

I større befolkningsundersøgelser vil man typisk bruge diagnosekoder til mål for effektparametre. F.eks. defineres patienter med blindtarmsbetændelse, som alle der har fået diagnosekoden for operation for blindtarmsbetændelse. Det er derfor relevant at vurdere, om det at patienten har fået en diagnosekode identificerer alle patienter med sygdommen.

Konfounding:
I kohortestudier er konfounding en vigtig årsag til skævvridning eller misfortolkning af resultater. Det er således vigtigt at identificere mulige konfoundere og korrigere for dette fænomen, evt. ved brug af relevant statistik. Dog kan der kun korrigeres for konfoundere, som er kendte, og som er indeholdt i data. Konfounding af ukendt årsag vil således stadig kunne influere på resultaterne.

Konfounding kan opstå, hvis man måler på en variabel, som både er associeret med den primære effektparameter og den reelle årsag. F.eks. vil man, hvis man undersøger sammenhængen mellem alkohol og lungekræft, finde en sammenhæng. Alkohol i sig selv giver ikke øget risiko for lungekræft, men det gør derimod rygning. Da der findes en sammenhæng mellem alkoholforbrug og rygning og samtidig mellem rygning og lungekræft, finder man i sin analyse en falsk sammenhæng mellem alkohol og lungekræft. Man betegner denne årsagssammenhæng mellem alkohol og lungekræft for konfoundet, og konfounderen er rygning.

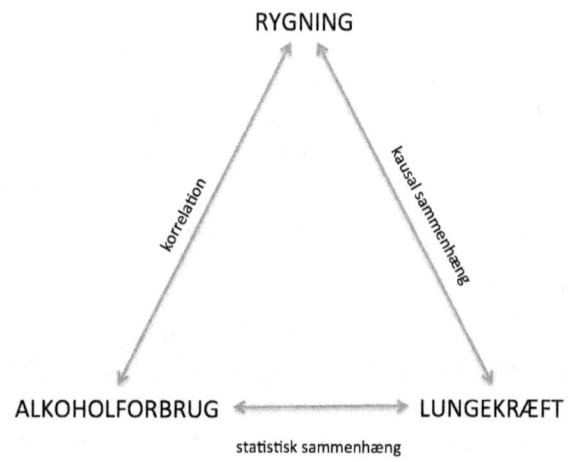

Case-kontrolstudier

Modsat kohortestudiet, tager dette studiedesign ikke udgangspunkt i eksponering men derimod udgangspunkt i sygdommen. Personer med sygdom (cases) sammenlignes med raske personer (kontroller). Man kigger retrospektivt, dvs. tilbage i tiden, for at identificere mulige årsager/risikofaktorer for udvikling af sygdommen. Årsager og risikofaktorer kan f.eks. identificeres ud fra interview eller journalopgørelser.

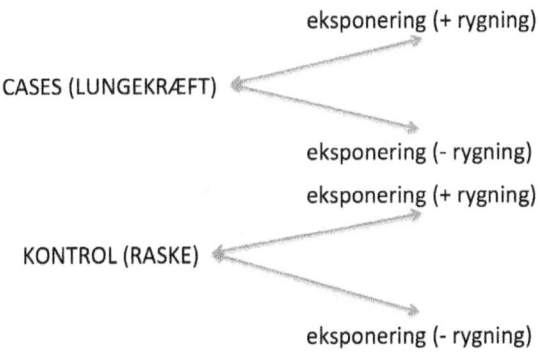

Kvalitetsvurdering af case-kontrolstudier:
Man tager udgangspunkt i en population med en bestemt sygdom (cases) og sammenligner med en population uden denne sygdom (kontroller). Det er derfor centralt at vurdere, om case- og kontrolgruppe er sammenlignelige på alle relevante parametre fraset sygdommen. Ligeledes er det essentielt at tage stilling til, hvorvidt populationens karakteristika i studiet ligner den populations, man vil anvende resultaterne på, dvs. de typiske patienter.

Er der forskel på deltagelsesraterne og årsager til frafald/manglende deltagelse i case- og kontrolgruppen, kan dette føre til selektionsbias og dermed en skævvridning af resultaterne. Derfor bør man have kendskab til deltagelsesraterne i de 2 grupper, og denne bør så vidt muligt være ens. Ydermere bør årsagerne til deltagelse/manglende deltagelse om muligt undersøges. Sammenlignet med kohorte-studiet er case-kontrol-studiet i endnu højere grad behæftet med bias. Som udgangspunkt kan man møde de samme typer bias som i RCT'er, men selektionsbias, informationsbias, rapporteringsbias og konfounding forekommer i væsentlig højere grad i observationelle studier.

Selektionsbias:
Inden for studiet opstår selektionsbias, som følger af forskel i karakteristika (f.eks. køn, alder, ko-morbiditet) mellem patienterne i de interventions og kontrolgruppen. Denne forskel kan opstå, hvis grupperne er usammenlignelige fra start eller pga. uens deltagelsesrater i case- og kontrolgruppen. Denne type bias kan også gå på, hvorvidt de inkluderede patienter i studiet er repræsentative for den population, man vil anvende resultaterne på.

Eksempel: Man vil undersøge gennemsnitshøjden af amerikanere sammenlignet med europæere. De amerikanere man bruger som case gruppen er udvalgt tilfældigt ud fra en gruppe af basketball spillere. Det siger sig selv, at basketball spillere er højere end gennemsnittet, hvorfor deres gennemsnitshøjde ikke er repræsentativt for hele den amerikanske befolkning.

For at undersøge for selektionsbias bør man sammenligne og rapportere baseline karakteristika for case og kontrol gruppen i studiet.

Informationsbias:

Denne slags bias er også hyppig i case-kontrolstudier og drejer sig om, hvorvidt studiet har opnået korrekte informationer fra deltagerne. I disse studier omhandler informationerne ofte viden om eksponering i fortiden, og der kan derfor være problemer med kvaliteten af denne information. Årsagen kan være, at patienterne har svært ved at huske specifikt, om de har været eksponeret eller ej og i hvor høj grad (recall bias). Dette kan f.eks. være, hvornår man startede med at ryge, og hvor mange cigaretter man har røget om dagen hele livet.

En anden form for informationsbias er interviewbias, hvor observatøren, der interviewer patienten, modererer sin interviewform, alt efter om patienten har sygdommen eller ej. Dette kan også være med til at skævvride resultatet. Informationsbias opstår også ved fejl i måleudstyr som giver ukorrekte informationer om konkrete målinger.

En anden form for informationsbias er det såkaldte *social desirability bias*, hvor patienter, der deltager i en undersøgelse, gerne vil fremstå mere korrekte, end de er. Ofte vil patienter påstå at dyrke mere motion, drikke og ryge mindre, end de faktisk gør, når de bliver adspurgt i et interview.

ARTIKELTYPER OG OPBYGNING

Vi kan lære en del om artikelskrivning fra vores venner i journalistikken. Hvis man ser på det enkelte tekstafsnit i en artikel, kan man forestille sig afsnittet som en trekant. Forskere har typisk tendens til at opbygge tekstafsnittet med en masse indledende snak om baggrunden, herefter fylder man data på, og først til sidst i tekstafsnittet samler man trådene og konkluderer noget for læseren.

paragraphs

scientists　　　**reporters**

background

data

conclusion

conclusion

data

background

Journalisterne gør det typisk omvendt, dvs. de starter med konklusionen, herefter giver de datagrundlaget, og først til sidst den udvidede information om baggrunden. Årsagen til dette er bl.a. at denne struktur holder læseren fast, ved at afsløre konklusionen med det samme. Det virker måske omvendt eller forkert for en forsker, men det er en god teknik til at fastholde læseren. Hvis man så ser på de forskellige artikeltyper, kan man forestille sig dem opbygget som et antal af disse trekanter, hvor hver trekant repræsenterer et tekstafsnit.

Originalartikel

Originalartiklen rapporter originale data. Der er en række forskellige muligheder for forsøgsdesign, men overordnet rapporterer man sine data på samme måde i stort set alle originalartikler. Dette gælder også inden for den kvalitative forskning med f.eks. interviewstudier, hvor der ligeledes er tale om regelret dataindsamling, som rapporteres i samme format som f.eks. et laboratorieforsøg med blodprøveanalyser. I figuren er afbilledet den typiske opdeling af original artiklen i tekstafsnit. Pilene angiver afsnit med foruddefineret indhold, jf. nedenfor.

original article

intro methods results discussion

Et randomiseret forsøg bør afrapporteres i henhold til CONSORT, som indeholder detaljerede anvisninger for beskrivelsen af forsøget m.v.

Introduktion

Introduktionen skal holde læseren fast, så man læser resten af artiklen og samtidig sætter scenen an, så læseren forstår, hvad det drejer sig om. Hvis introduktionsafsnittet er alt for omfattende, så mister man læserne, som glider videre til andre informationskilder. Et godt råd er derfor som tommelfingerregel kun at have to tekstafsnit i introduktionen.

Det første afsnit skal sætte scenen an for den kliniske problemstilling og kort forklare manglen på evidens på området (meget kort). Andet afsnit redegør kort for artiklen eller projektets formål og hypotesen. Det er en god ide ikke at have for mange citationer i introduktionsafsnittet. Formålet er ikke at foretage en grundig litteraturgennemgang, men derimod blot at holde læseren fast, så man går videre og læser resten af artiklen.

Der kan selvfølgelig være avancerede problemstillinger, som kræver "hele" tre afsnit i introduktionsafsnittet, men som tommelfingerregel er det en god ide at prøve at begrænse sig, så man kun har et baggrundsafsnit og et afsnit med formålet. I figuren er der således kun to trekanter afbilledet for introduktionsafsnittet, dvs. første trekant er baggrund og anden trekant er formål.

Metode

Metodeafsnittet kan med fordel organiseres i kronologisk orden. Dvs. man beskriver forsøget i den rækkefølge, tingene foregik. Hvis det er et meget vanskeligt forsøg, kan det være en god ide at anvende underafsnit med hver deres overskrift, men de fleste metodeafsnit kan skrives uden underafsnit og samtidig bevare overblikket for læseren.

Som hovedregel angiver man anvendelse af de statistiske tests og tilladelser fra f.eks. Etisk Komite osv. i det sidste afsnit i metodeafsnittet. Dette afsnit er således forud defineret indholdsmæssigt. Nogle tidsskrifter vil gerne have registreringsnummeret fra forsøgsregistreringen på f.eks. www.clinicaltrials.gov anført som det sidste i metodeafsnittet. I givet fald vil det stå i tidsskriftets manuskriptvejledning.

Hvis man har udført flere lignende forsøg tidligere, dvs. brugt samme metode i tidligere forsøg, kan man uforskyldt komme til at plagiere sig selv i artiklen, dvs. bruge samme formuleringer som i tidligere publicerede artikler. Denne form for såkaldt *"self plagiarism"* er ikke i orden, og man kan undgå det ved f.eks. at henvise til sine tidligere arbejder, hvor metoderne er detaljerede beskrevet og så kun i aktuelle artikel beskrive det overfladisk.

Metodeafsnittet er oftest noget af det nemmere at skrive i en videnskabelig artikel, idet metoden er defineret i forsøgsprotokollen og man blot beskriver, hvad der er foregået i kronologisk orden. Antallet af tekstafsnit i metodeafsnittet er ikke forud defineret, men afhænger af forsøgets design. Det eneste, som ligger fast, er angivelsen af de anvendte statistiske metoder og tilladelserne i det sidste afsnit af metodeafsnittet jf. figuren.

Resultater
Resultatafsnittet i en videnskabelig artikel skal

redegøre for, hvad man fandt i forsøget. De fleste forsøg må anvende en vis grad af datareduktion, når artiklen skal skrives. Dette synes måske uhensigtsmæssigt, men ikke desto mindre er mange forsøg designet med lidt for store armbevægelser. Så når det skal sammenskrives til en artikel, vil man typisk reducere mængden af data, der præsenteres. Man vælger således de resultater, som er centrale for budskabet. Det er selvfølgelig ikke i orden kun at meddele f.eks. positive fund, dvs. signifikante resultater og ikke det modsatte. Det handler om at meddele de fund, som understøtter eller afviser forsøgets centrale hypotese.

Det er en rigtig god ide at anvende tabeller og figurer til at præsentere resultaterne. Det er dog vigtigt at anvende tabeller og figurer som et *alternativ* til teksten og ikke angive det samme i både tekst og tabeller/figurer. Hvis man anvender tabeller og figurer, skal man bruge teksten til at give en slags kort resumé eller overblik over tabellernes og figurernes indhold i prosaform, dvs. uden tal, men blot som tekst. Resultatafsnittet har typisk ingen referencer, og man rapporterer blot forsøgets fund. Antallet af underafsnit (dvs. trekanter) i resultatafsnittet er ikke defineret på forhånd, men afhænger af forsøgets design. I figuren er der fem trekanter i resultatafsnittet, men dette er ikke nødvendigvis det rigtige antal i den enkelte artikel.

Diskussion
Diskussionsafsnittet har nogle veldefinerede underafsnit, hvor man typisk i det første afsnit i diskussionen giver et kort resumé af resultaterne.

Dette kan måske virke redundant, idet det jo står ovenfor i resultatafsnittet. Ikke desto mindre er det en slags læserservice, hvor man kort resumerer, hvad man har fundet. De næste afsnit i diskussionsafsnittet er opdelt efter de forskellige emner for forsøget. Det er en god idé at starte med det vigtigste først. Man sammenligner med tidligere studier med referencer, og vigtigst er perspektiveringen af ens fund.

Der må ikke angives nye resultater i diskussionsafsnittet, da dette skal nævnes i resultatafsnittet i stedet. De fleste diskussionsafsnit kan som hovedregel reduceres med op til 50%, så pas på at fatte dig i korthed. Det der bærer artiklen, er ikke diskussionsafsnittet, men derimod de fund man har gjort.

Næstsidste afsnit, dvs. lige før konklusionen, kan typisk være et afsnit om *study limitations*, hvor man kritiserer de anvendte metoder i projektet. Det sidste afsnit i diskussionsafsnittet er artiklens konklusion, og det kan enten være det typiske, at yderligere studier er påkrævet, eller alternativt kan man have løst mysteriet og derved give en final konklusion. Sidstnævnte er desværre sjældent, da det typisk kræver meget store patientmaterialer. Som hovedregel bør man ikke være overmodig i sin konklusion, men derimod præsentere konklusionen med forbehold, idet der selvfølgelig kan være en masse fejlkilder i projektet og ikke mindst i den kliniske perspektivering til dagligdagen.

En typisk "fejl" i diskussionsafsnittet, hvor man jo lidt mere detaljeret gennemgår litteraturen på området, er at man bruger såkaldt *"name dropping"*, f.eks. bør man ikke skrive *"in previous work by Soper et al. it was shown that"*. I stedet skriver man *"in previous work it was shown that .....(Soper et al.)"*. Referencen tager således læseren til artiklen af Soper, og man behøver ikke bruge forfatternes navne i teksten.

Med denne opbygning af originalartiklen er det tydeligt, som angivet i figuren, hvordan de forskellige trekanter indgår i artiklens opbygning.

Hver trekant er et tekstafsnit, og de trekanter der er markeret med pile har et forud defineret indhold. Antallet af trekanter i de forskellige afsnit er afhængig af studiets design, men det typiske er kun at bruge to afsnit i introduktionsafsnittet, tre til fem afsnit i metodeafsnittet, tre til syv afsnit i resultatafsnittet og fem til syv afsnit i diskussionsafsnittet.

Protokolartikel

Protokolartikler er noget relativt nyt i den videnskabelige litteratur og formålet er i detaljer at beskrive forsøgets design og specielt den påtænkte dataanalyse.

Dette er en udstrakt service for forskere i samme fagområde, men sikrer også, at man holder sig til den oprindelige plan for dataanalysen på publikationspunktet. Flere af de større tidsskrifter kræver nu, at man medsender sin forsøgsprotokol ved indsendelse af originalartiklen, netop for at sikre at man ikke undervejs i processen har skiftet primær effektparameter, hvis det passer bedre ind i resultaterne. Dette går selvfølgelig ikke. Alternativt kan man medsende sin protokolartikel sammen med den endelige resultatartikel, og dette accepteres fuldt ud af tidsskrifterne. På mange måder er det derfor en god idé, specielt i de lidt større og komplicerede kliniske forsøg, at udarbejde en protokolartikel og publicere denne på et tidligt tidspunkt i forsøgsprocessen.

Protokolartiklen er opbygget som angivet i figuren. Der er et introduktionsafsnit ligesom i en almindelig originalartikel, hvor det første underafsnit i introduktionsafsnittet handler om baggrunden for forsøget, og det andet afsnit angiver forsøgets formål. Metodeafsnittet er inddelt i en række underafsnit, hvor antallet defineres af forsøgets design. Der er derfor ikke nødvendigvis fem afsnit, som angivet i figuren, men det kan variere typisk fra ca. tre til syv underafsnit.

protocol article
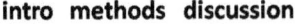
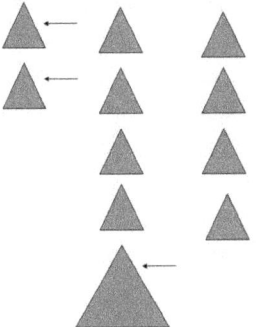

Det eneste afsnit i metodeafsnittet som er forud defineret, er det sidste, hvor den statistiske analyseplan skal anføres detaljeret. Trekanten for dette afsnit i figuren er derfor større end de andre trekanter i figuren. Det er således ikke nok, ligesom i den endelige resultatartikel, blot at anføre hvilke statistiske tests man vil anvende.

I en protokolartikel handler det om at anføre, hvilke variable der vil blive sammenlignet med hvilke, og hvilke tests man vil bruge for at analysere sine data. Protokolartiklen har ikke noget resultatafsnit, idet der selvfølgelig ikke er resultater tilgængelige ved skrivning af artiklen. Diskussionsafsnittet i en protokolartikel er relativ kort og har ingen foruddefinerede underafsnit. Der er således ikke, som i en original artikel, brug for et resumé af resultater (som ikke foreligger) i første afsnit, og der er ikke altid en oplagt konklusion til sidst.

Udviklingsartikel

Udviklingsartiklen er en speciel artikeltype, som kun er relevant ved publicering i Ugeskrift for Læger. Denne artikeltype skrives af forfattere, som gerne vil referere data der handler om et nyt tiltag eller observation eller en intervention i relation til f.eks. uddannelse, kvalitetssikring, tværfaglighed eller tværsektorielt samarbejde. Der kan være tale om regelrette interventionsstudier, men det kan også være mere simple tiltag, hvor man har opnået nogle informationer, som man forventer, at andre kan få gavn af at læse om. Artiklen indeholder således originale data, og opbygningen er derfor fuldstændig svarende til en regelret originalartikel.

education

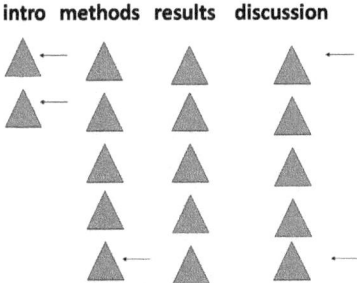

Systematisk review og meta-analyse

Det systematiske review er en systematisk gennemgang af litteraturen indenfor et område. Man kan derfor for så vidt sammenligne denne artikelform med en originalartikel, idet man indsamler data, som dog ikke er forsøgsdata men derimod data i form af tidligere publicerede artikler. Der er stramme krav til metoden, og man bør følge retningslinjerne angivet i de såkaldte PRISMA-guidelines. Det systematiske review er opbygget principielt på samme måde som en original artikel.

systematic reviews

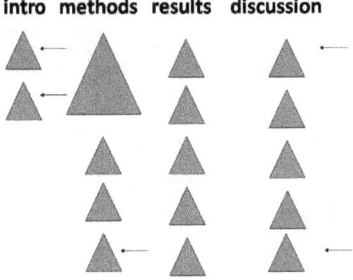

Der er således et veldefineret introduktionsafsnit, hvor det første afsnit handler om baggrund og det andet om formål. Metodeafsnittet adskiller sig fra originalartiklens metodeafsnit, idet man meget grundigt redegør for sin litteratursøgning med bl.a. inklusions- og eksklusionskriterier. Der er endvidere en fordel med en "flow chart" som beskriver datafangsten til artiklen.

I figuren er den første trekant i metodeafsnittet derfor større end de andre, idet den illustrerer den udvidede beskrivelse af litteratursøgningen. I metodeafsnittet i øvrigt er antallet af underafsnit ikke defineret på forhold, men afhænger af det enkelte review. Det sidste afsnit i metodeafsnittet er defineret ved en gennemgang af de anvendte statistiske metoder og eventuelle tilladelser/registreringer.

Resultatafsnittet er inddelt i en række underafsnit afhængig af artiklens emne, og antallet af underafsnit er derfor ikke forud defineret. I diskussionsafsnittet er opbygningen fuldstændig som i en originalartikel dvs. først et kort resume af resultaterne og herefter en række underafsnit afhængig af emnet, hvor man rapporterer afsnittene ordnet efter vigtighed. Det sidste afsnit er en konklusion.

Meta-analysen adskiller sig fra det systematiske review ved, at man ud fra sammenlignelige forsøgsdesign i de bagvedliggende studier kan foretage en speciel dataanalyse, hvor man samler resultaterne fra flere undersøgelser i en statistisk analyse. Selve artikelopbygningen for rapportering af en meta-analyse er ofte den samme som for et systematisk review.

Det narrative review

Det narrative review er en såkaldt klassisk oversigtsartikel, som rangerer lavt i evidens hierarkiet. Årsagen til dette er, at man ikke har en veldefineret og objektiv selektion af den bagvedliggende litteratur, og det narrative review tillader mere synlighed af forfatterens holdning end det systematiske review for eksempel gør. På dansk er det narrative review den såkaldte statusartikel i Ugeskrift for Læger. Statusartiklens opbygning er veldefineret jf. figuren.

narrative reviews

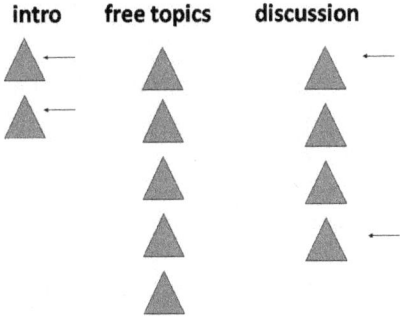

Introduktionsafsnittet indeholder, som for de andre artikeltyper, to underafsnit, hvor det første er en gennemgang af baggrunden, og det andet er artiklens formål. Herefter følger en række underafsnit, som vi har kaldt *"free topics"*, dvs. afsnittene kan have hver deres mindre overskrift og gennemgå emner af varierende indhold afhængig af det overordnede emne for statusartiklen. Der vil typisk være tre til syv afsnit under *"free topics"*. Det er velset også at have et diskussionsafsnit i statusartiklen, hvor det første afsnit i diskussionsafsnittet resumerer området og herefter følger yderligere nogle få afsnit, som gennemgår hver deres underemne i diskussionsform, dvs. med perspektivering til danske forhold og gennemgang af udenlandsk litteratur.

Litteraturgennemgangen er dog selvsagt ikke så detaljeret som i et systematisk review. Artiklen afsluttes med en konklusion, hvor specielt den danske perspektivering er vigtig.

Kasuistik

Kasuistikken er en god første artikel for den nye forfatter, idet den er relativ nem at skrive. Kasuistikken har en veldefineret opbygning jf. figuren.

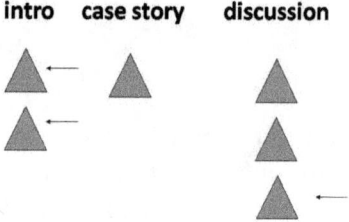

case reports

intro   case story   discussion

Introduktionsafsnittet indeholder ét afsnit med baggrund og ét afsnit med formål. Herefter følger en beskrivelse af selve sygehistorien (altid i datid). Diskussionsafsnittet er ofte relativ kort i kasuistikker og det eneste veldefinerede underafsnit er det sidste, som er artiklens konklusion. Der er typisk kun to til fire underafsnit i diskussionsafsnittet.

Leder

Der er principielt to forskellige former for leder-artikler, hvor den ene skrives af redaktionen, typisk chefredaktøren, og hvor den anden type leder-artikler skrives af opinionsdannere inden for et specifikt fagområde. Disse vil typisk være inviteret af redaktionen.

Undertiden kan man også publicere såkaldte frie ledere, dvs. ledere som ikke knytter sig til en specifik artikel i tidsskriftet, men er indsendt uopfordret af forfatteren. Typisk er lederskribenter erfarne inden for det givne fagområde. Lederens primære formål er at perspektivere et emne til f.eks. et speciale, et land eller en verdensdel.

Lederen kan således diskutere nye væsentlige data og pege på, om dette skal ændre patientbehandlingen inden for et område. Lederen har derfor typisk stor tyngde og "impact" på den kliniske hverdag. Lederen har en veldefineret og stram struktur jf. figuren.

editorial

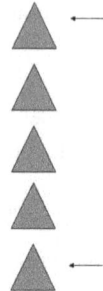

Det første afsnit i lederen sætter scenen an for læseren, dvs. introducerer emnet og redegøre kort for problemstillingen. Herefter følger et antal veldefinerede underafsnit, som hver skal diskutere et veldefineret delemne inden for lederens område. Det sidste afsnit skal konkludere på lederen og gerne give en klar holdning til, hvordan man skal tage konsekvens af f.eks. nye forskningsresultater i den daglige klinik.

Man plejer at sige, at lederen er opbygget som en fisk. Man starter fra fiskens næse at introducere emnet, som gøres større og større hen over kroppen, og til sidst skal lederen give et ordentligt dask med halen. Lederen er derfor meget holdningspræget men selvfølgelig bygget stramt på den foreliggende videnskabelige evidens og medtager praktiske og politiske muligheder og udfordringer inden for emnet.

LITTERATURSØGNING

Det er nødvendigt at søge relevant litteratur, både før man igangsætter et forskningsprojekt, og også når man skal afrapportere sine fund i form af en videnskabelig artikel. Herudover har man som arbejdende læge eller anden sundhedsperson meget ofte brug for at kunne søge relevant litteratur frem om et emne. Man møder måske en patient med specielle symptomer eller en speciel sygdom, og den eneste måde hurtigt at skaffe sig viden om problemstillingen på, er ved at søge relevant litteratur. Det er derfor et ufravigeligt krav, at man skal være hjemme i metoder for litteratursøgning faktisk for at kunne passe sit arbejde.

Inden man igangsætter et forskningsprojekt, dvs. tidligt i planlægningsfasen, må man skabe sig et overblik over emnet. Dette gøres ikke ved at læse lærebøger, men derimod ved at læse den videnskabelige litteratur i form af originalartikler og oversigtsartikler publiceret i videnskabelige tidsskrifter. Der findes mange udbydere af kurser i litteratursøgning, og det kan anbefales at tilmelde sig et af disse kurser. En god start vil være kursus i søgning i PubMed, idet denne database er den hyppigst anvendte.

Hvilken database skal jeg søge i ?

Der findes en række databaser, som indeholder den publicerede litteratur. Den største er PubMed (www.pubmed.com). Denne database vedligeholdes af National Library of Medicine i Washington i USA, og er 100% finansieret af den amerikanske stat. Databasen kaldes i daglig tale ofte Medline, men dækker over samme søgested på nettet. De hyppigst anvendte databaser ved litteratursøgning er MEDLINE, Embase, CINAHL, PsycINFO, ERIC og Cochrane. Endvidere kan man med fordel supplere ved en simpel søgning i Google eller i Google Scholar.

De forskellige databaser har specialiseret sig i forskellige former for forskning, hvor f.eks. MEDLINE indekserer den biomedicinske forskning, men også efterhånden de mere humanistisk orienterede tidsskrifter. Embase har en del overlap med MEDLINE, men fokuserer mere på grundforskningen inden for det biomedicinske område. CINAHL fokuserer på artikler inden for sygepleje, fysioterapi og lignende professioner og dette betyder, at f.eks. kvalitative studier ofte vil kunne findes i CINAHL databasen. Som for Embase er der også en del overlap mellem CINAHL og MEDLINE, så man supplerer blot sine søgninger i de forskellige databaser og fjerner dubletterne (identiske artikler) bagefter. ERIC fokuserer primært på den pædagogiske litteratur mens PsycINFO fokuserer på psykologi. Cochrane databasen dækker protokoller og meta-analyser indenfor en lang række områder, men dækker foreløbig kun kvantitative meta-analyser og således ikke kvalitative reviews, selvom dette er på vej.

MEDLINE indeholder p.t. mere end 22 millioner referencer. MEDLINE indekserer de fleste relevante tidsskrifter inden for den biomedicinske forskning, men ikke alle. Mange tidsskrifter er indeholdt i MEDLINE og tidsskrifter, som ikke er med i MEDLINE søger gerne om optagelse her, idet tidsskriftet herved eksponeres betydeligt bedre og derved bliver tilgængelige for flere læsere. Sekretariatet hos National Library of Medicine vurderer alle disse ansøgninger løbende, og som tommelfingerregel skal man have været et tidsskrift i mindst 2 år og have et vist antal videnskabelige artikler publiceret løbende igennem perioden. Hvis man f.eks. kun publicerer få artikler om året kommer man typisk ikke med hos MEDLINE. Der foretages også en kvalitetsvurdering af artiklerne, idet de skal være "rigtige" videnskabelige artikler og ikke blot forskellige meningsudvekslinger, mødereferater eller endog reklamemateriale.

Hvert enkelt tidsskrift sender elektronisk den fulde artikel til MEDLINE til indeksering så snart den er udkommet. I Washington sidder der flere hundrede personer, som ser på artiklerne. Det er et manuelt arbejde, og det tager dem ca. 15 minutter at indeksere en enkelt artikel. I denne proces udvælges de rette ord som MeSH-termer m.v. (se nedenfor). Der foretages endvidere kryds-reference imellem forskellige søgedatabaser, hvis dette er relevant. Det er derfor et ret stort arbejde for hver enkelt artikel. Hos National Library of Medicine i Washington har man ikke mere de fysiske eksemplarer af tidsskrifterne, idet alt nu er elektronisk.

Vi har i Danmark gratis adgang til Cochrane databasen, uanset hvilken computer man søger fra. Dette giver således adgang til meta-analyserne. Vi har som danskere også gratis adgang til alle søgedatabaserne (f.eks. Pubmed, Embase m.v.) men ikke ind i de enkelte fuldtekstartikler, som typisk kræver abonnement eller betaling, for at man kan læse dem. De fleste hospitaler har dog købt samlet adgang, så hvis man foretager sin søgning via en computer på et af hospitalerne, vil der ofte være gratis adgang til langt de fleste relevante tidsskrifter. Herudover har universiteterne adgang til tidsskrifter, ved at de abonnerer på meget store tidsskriftspakker via Det Kongelige Bibliotek. Det er derfor en god idé, at gå til tidsskrifternes fuldtekst-artikler via Det Kongelige Bibliotek's hjemmeside (www.kb.dk) ved at logge på med sin brugerprofil.

Hvad søger du?

Søgestrategien bestemmer i stor udstrækning af ens forhåndsviden om emnet. Hvis man har en lille forhåndsviden, må man lave en bred søgning, hvor man f.eks. mere ser på oversigtsartikler end på detaljerede originalarbejder. Har man derimod en meget stor viden om emnet, vil man typisk foretage en smallere søgning, så de artikler der fremkommer, koncentrerer sig helt specifikt om det, man leder efter. Den brede søgning giver selvsagt mange hits, som ikke nødvendigvis er særlig specifikke, og den smalle søgning giver få hits, som ofte er meget specifikke.

Søgningen foretages principielt på samme måde i alle databaserne, hvor man bruger søgeord og kombinerer disse med såkaldte boolske operatorer, som f.eks. AND, OR, NOT. "AND" vil kun søge på dét de to søgetermer har til fælles, "OR" vil søge på begge søgetermer og "NOT" vil kun søge på den ene søgeterm og fjerne fællesmængden.

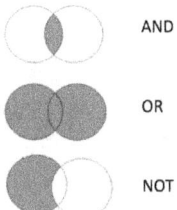

Man kan også blot skrive de ord der falder én ind i søgefeltet, hvorefter databasen selv vurderer sammensætningen af ordene og foreslår en søgning baseret på disse. Hos PubMed vil databasen søge i hele artiklens fulde tekst inkl. forfatternavne, abstract, fuldtekst, acknowledgements etc. Dette kan man dog indskrænke ved at vælge, hvilke felter den specifikt skal søge i. Dette gøres under den avancerede søgemulighed hos PubMed.

Databaserne har deres egen emneindeksering, som hos PubMed hedder MeSH (Medical Subject Heading). Hos CINAHL kaldes det Cinahl-headings. Man behøver ikke at kende til MeSH-termerne inde i databasen for at lave sin søgning, men skal man f.eks. lave et systematisk review, er det nødvendigt at sætte sig ind i MeSH-termerne for ens emneområde. I den avancerede søgning som til et systematisk review kan man dog med stor fordel få hjælp af en bibliotekar. Hos PubMed kan man fra forsiden vælge MeSH-databasen og her finde de relevante MeSH-termer frem til sin søgning.

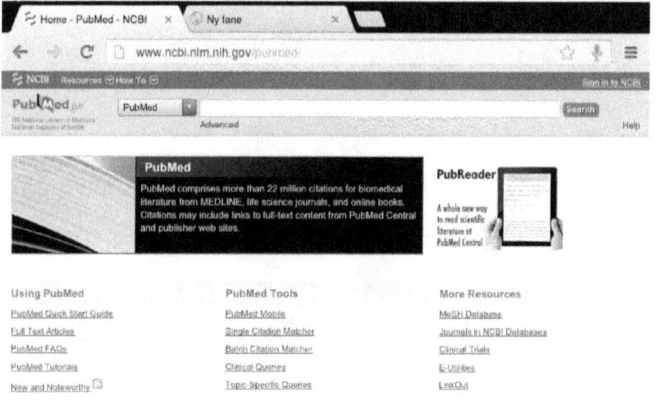

Et eksempel på hvordan PubMed behandler en fritekstsøgning er følgende. Hvis man skriver "inguinal hernia" i søgefeltet i PubMed, så oversætter databasen dette til følgende: "hernia, inguinal"[MeSH Terms] OR ("hernia"[All Fields] AND "inguinal"[All Fields]) OR "inguinal hernia"[All Fields] OR ("inguinal"[All Fields] AND "hernia"[All Fields]). Hvis man i søgefeltet skriver Hernia AND physical activity så oversættes dette til følgende: ("hernia"[MeSH Terms] OR "hernia"[All Fields]) AND ("motor activity"[MeSH Terms] OR ("motor"[All Fields] AND "activity"[All Fields]) OR "motor activity"[All Fields] OR ("physical"[All Fields] AND "activity"[All Fields]) OR "physical activity"[All Fields]).

Der foregår derfor en del i databasen bagved indtastning af en relativ simpel søgestreng som blot et par ord. Man kan på søgesiden hos PubMed følge med i, hvordan databasen oversætter det, man skriver,

FRA IDÉ TIL MANUSKRIPT

og dette foregår i et skærmvinduet "Search details"
nederst i højre side.

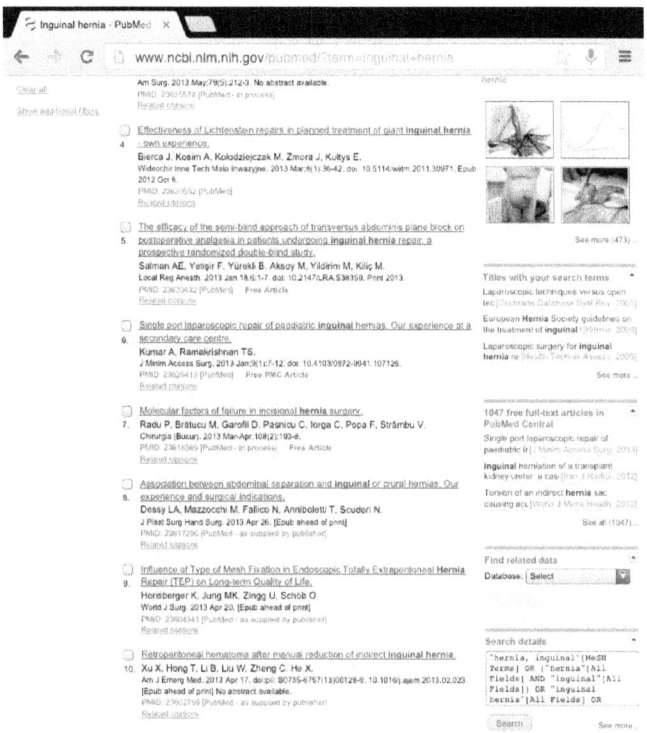

10.000 hits og hvad så ?

Hvis ens søgning kommer ud med 10.000 hits, så har
man lavet en lidt for bred søgning. Det kan dog være
fuldstændig relevant, hvis man har relativ lille viden
på området, idet man så må orientere sig bredt inden
for emnet. Man kan i sådanne tilfælde med fordel
f.eks. fravælge originalartiklerne og starte med at læse
oversigtsartiklernes abstracts. De mest relevante af

disse hentes hjem i fuldtekst og læses. Herefter bliver man bedre orienteret bredt inden for emnet og kan justere sin næste søgning til at være smallere, så man får færre hits og mere detaljeret viden inden for det specifikke underemne.

Når man skal gøre sin søgning smallere, er det typisk nødvendigt at anvende den avancerede søgemulighed hos PubMed. Dette foretages ved at trykke på linket "avanceret søgning" på forsiden.

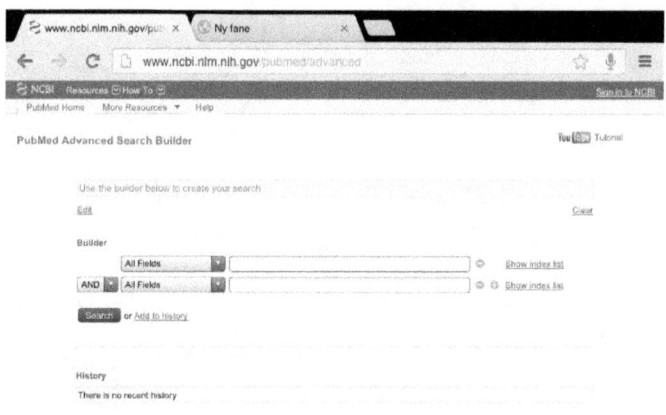

Nu kan man kombinere forskellige søgeord, hvor man kan beslutte i hvilke kategorier af artiklerne, man søger. Læg mærke til, at man kan følge søgningen og f.eks. lave 10 eller flere delsøgninger og herefter kombinere disse med tallene i søgefeltet. Vær endelig ikke bange for at søge hjælp hos forskningsbibliotekaren eller andre erfarne personer, idet det vil gøre arbejdet betydeligt nemmere.

REPORTING GUIDELINES

For at øge kvaliteten af datapræsentation af forskellige videnskabelige artikler samt for at øge transparens i forskningsprocesserne, har man udarbejdet en lang række guidelines for, hvordan data skal præsenteres i forskellige typer artikler. De mest kendte er formentlig CONSORT, som beskriver afrapportering af data fra randomiserede, kliniske forsøg, samt Prisma guidelines, som handler om afrapportering af systematiske reviews og metaanalyser. Der er dog utallige andre guidelines inden for stort set alle emneområder.

Den nemmeste måde at få overblik og finde den relevante guideline for ens aktuelle artikel er ved at tilgå netstedet for Equator Network. Equator Network er en sammenslutning af interesserede personer fra hele verden, og det har en styregruppe med fem medlemmer fra USA og Europa. Formålet med Equator Network er netop at samle alle publicerede guidelines, så de er let tilgængelige for forfatterne.

På hjemmesiden (www.equater-network.org) kan man finde en oversigt med links til samtlige publicerede guidelines fra hele verden. Mange tidsskrifter kræver, at man følger guidelines fra f.eks. CONSORT ved afrapportering af randomiserede, kliniske forsøg. Selvom tidsskriftet måske ikke kræver at man følger en specifik guideline, vil det altid give et positivt indtryk hos redaktøren, hvis forfatteren har gjort sig den umage at finde den relevante guideline og også anføre i artiklen, at man har fulgt den. I tabellen kan man se en liste over nogle af de hyppigst anvendte guidelines, men der er langt flere tilgængelige på Equator-Network's hjemmeside.

Trial design	Guideline forkortelse
Randomised controlled trials	CONSORT
Observational studies in epidemiology	STROBE
Diagnostic accuracy studies	STARD
Biospecimen reporting	BRISQ
Reliability and agreement studies	GRRAS
Systematic reviews and meta-analyses	PRISMA
Qualitative research	COREQ
Quality improvement studies	SQUIRE

Registrering af forsøg

Alle forsøg, som vurderer effekten af behandling og som prospektivt indsamler data vedrørende dette, skal registreres i en offentlig tilgængelig database over igangværende forsøg. Der er mange af disse databaser rundt omkring i Verden, men den største (som også er gratis) er www.clinicaltrials.gov. Det tager skønsmæssigt en times arbejde at registrere sit forsøg i denne database, og tiden er godt givet ud. Årsagen er, at de fleste tidsskrifter ikke vil publicere artiklen, hvis den ikke, inden forsøget er startet, er registreret i en af disse offentlige databaser. Den initiale grund til at indføre denne regel var for at undgå, at f.eks. medicinalindustrien undlader at publicere negative studier eller studier, som viser en høj bivirkningsfrekvens af en given behandling. Siden har det også vist sig at have andre positive effekter, bl.a. for de enkelte forskere.

Det kan være en god hjælp, når man skal designe sit eget forsøg at søge i de offentlige databaser, og se om der samtidig foregår lignende forsøg andre steder. Man kan også få god inspiration til sit forsøgsdesign ved at se i databaserne.

Som anført ovenfor er der kun et registreringskrav ved humane forsøg med prospektiv dataindsamling, og med en veldefineret intervention. Imidlertid er det efterhånden blevet meget hyppigt, at forskere også registrerer f.eks. observationelle studier i databaserne og i www.clinicaltrials.gov er således aktuelt ca. 20% af forsøgene nu rene observationelle studier. Da det kan være svært at kende alle registrene og derved søge i dem alle én for én efter studier af interesse, har WHO heldigvis lavet en hjemmeside, som kan hjælpe. På denne side (apps.who.int/trialsearch), kan man søge samtidigt i samtlige databaser. Databaserne sender data til WHO søgemaskinen én gang om ugen eller én gang hver måned, og data er således stort set fuldt opdateret i denne søgedatabase.

For den typiske forsker som gennemfører et

forskerinitieret mindre projekt, kan det måske synes lidt arbejdstungt at skulle registrere sit studie i f.eks. clinicaltrials.gov. Imidlertid vil det gøre mulighederne for publicering betydeligt større, og der er bestemt ingen grund til at undlade registrering, da det er gratis og hurtigt overstået.

IMRAD KONCEPTET

Videnskabelige artikler inden for det sundhedsfaglige område ombygges typisk efter IMRAD-konceptet. Dette koncept bygger på ideen om at lave en simpel og klar opbygning af artiklen, opdelt i fire hovedafsnit som hver svarer på et simpelt spørgsmål.

IMRAD står for følgende:

- Introduktion: Hvilket spørgsmål stilles?

- Metode: Hvordan blev dette undersøgt?

- Resultater: Hvad fandt vi?

- Diskussion: Hvad betyder disse fund?

En klassisk videnskabelig artikel er opbygget af disse fire hovedafsnit, hvorunder hvert behandlet emne tildeles ét underafsnit. Man starter således med at redegøre for, hvorfor det er relevant at initiere studiet. Efterfølgende forklares hvordan man undersøger problemet. Herefter hvad man finder, og til sidst hvad betydningen af disse fund er. Ved at gøre dette har man svaret på det spørgsmål, man stillede i introduktionen.

Titel:

På grund af det tiltagende udbud af videnskabelige tidsskrifter inden for sundhedsvidenskaben og dermed store udbud af videnskabelige artikler, er titlen på artiklen blevet tiltagende vigtig. Når en forsker foretager en litteratursøgning, vil vedkommende ved selv en meget fokuseret søgestrategi ofte finde adskillige hundrede artikler. I databaserne, hvor disse artikler søges, bliver de præsenteret som titler. Da udbuddet er så enormt, betyder det, at artiklens titel bliver meget væsentlig for at tiltrække læseren. Det bliver således et essentielt middel til at fange læseren ind, så vedkommende er villig til at fremskaffe den fulde artikel og læse denne. En dårlig titel forringer derfor muligheden for at få sit videnskabelige budskab udbredt.

En titel kan være informativ eller indikativ. Den informative titel giver svaret allerede i titlen, og dermed hvad budskabet er med artiklen. Den indikative titel fortæller, hvad artiklen handler om og er derfor mere beskrivende for studiet, men siger ikke nødvendigvis noget om, hvad man er kommet frem til.

Ud fra vores bedste overbevisning (og støttet af journalister) er det en fordel om muligt at have en informativ titel, da titlen skal fange læseren ind. Det interessante budskab man har med artiklen, skal derfor stå i titlen og være en slags "teaser" for læseren. Har man negative resultater, kan det dog være kompliceret at lave en interessant titel. Men man skal huske, at det også kan være interessant at vide, at der ikke er en sammenhæng mellem to ting (f.eks. "p-piller øger *ikke* risikoen for blodpropper"). Derfor når du laver en titel, så giv svaret med det samme, stil ikke spørgsmålet i titlen!

En titel skal være kort, præcis, direkte, skrevet i et simpelt og ikke kryptisk sprog, med et klart budskab, og så må den ikke være kedelig. Brug ikke spørgsmålstegn, semi-kolon, kolon og bindestreg. Undlad om muligt referencer til dyr, da dette risikerer at tiltrække unødig interesse fra dyreretsforkæmpere. Angiv ikke tid, sted og antal for studiet, med mindre dette er meget relevant. Angiv derimod gerne forsøgets natur, hvis dette er relevant, f.eks. hvis vi taler om et dobbelt-blindet, randomiseret studie. Dette er vigtigt, da det siger noget om kvaliteten af studiet, og dermed kan indfange flere læsere.

Abstract:

Som nævnt i foregående afsnit vil forskeren der laver en fokuseret søgning få præsenteret hundredvis af artikler. Forskeren præsenteres i databasen umiddelbart kun for overskrifterne på artiklerne, men kan ved et enkelt klik få direkte adgang til abstraktet for artiklen.

For at få adgang til den fulde artikel, kræver det ofte, at man betaler en afgift for at hente artiklen, eller at man gennem sin arbejdsplads eller uddannelsessted har abonnement på de givne tidsskrifter. Dvs. at komme fra abstrakt til fuld artikel kan i mange tilfælde være en kompliceret proces. Dog er mange "open access" tidsskrifter på vej frem i disse år, hvor fuldtekst artiklerne er frit tilgængelige for alle.

Uanset tidsskrift er det, ligesom med titlen, meget vigtigt, at man har et abstrakt af en høj kvalitet. Faktisk kan man argumentere for, at denne del af artiklen skal være den bedst skrevne. Dvs. den skal være formuleret kort med klare budskaber og i et enkelt sprog. Abstraktet skal fange læseren ind og gøre vedkommende interesseret, så man er indstillet på at yde den ekstra indsats det kræver at skaffe den fulde artikel.

Abstraktet er en kort beskrivelse af studiet med alle essentielle detaljer. Brug få ord i stedet for lange sætninger, undgå helst adjektiver og skriv konkret og neutralt. Abstraktet er som regel fra tidsskriftets side begrænset i antal ord, som regel max. 250 eller i området 200-400 ord. Hvis man har et stort studie med mange detaljer, kan det være utrolig svært at få plads til alle de vigtige ting på så få ord. Det er derfor en kunst at kunne fremhæve de essentielle ting kortest muligt.

Et struktureret abstraktet er typisk opbygget af følgende:

- Baggrund og formål
- Metode (design, ramme, intervention, etc.)
- Resultater
- Konklusion

Et abstract til systematiske review og metaanalyser kan dog være mere omfattende, bade angående inddeling og omfang.

Mind-to-paper is an effective method for scientific writing.

Introduction: The problem of initiating the writing process is a well-known phenomenon, especially for young and inexperienced scientists. The purpose of this paper is to present an effective method to overcome this problem and increase writing efficiency among inexperienced scientists.

Material and Methods: Twelve young scientists within the medical/surgical fields were introduced to the mind-to-paper concept. The first and last article drafts produced by each of the scientists were scored for language complexity (LIX number, Flesch Reading Ease Scale and Gunning Fog), flow, structure, length and use of references; and the results were compared.

Results: All participants produced one full article drafts during each of the three dictation days. When comparing the first and last article draft regarding time used, no significant difference was detected. In general, the manuscripts were of high quality on all evaluated parameters, but language complexity had increased in the final manuscript.

Conclusion: Mind-to-paper dictation for scientific writing is an effective method for production of scientific papers of good initial quality, even when used for the first time by inexperienced scientists. We conclude that practicing this concept produces papers of an adequate language complexity, and that dictation as a writing tool allows for fast transfer of ideas and thoughts to written text.

Funding: not relevant.

Trial registration: not relevant

Ref: Dan Med J 2013;60:A4593

Indenfor original forskning følger typisk abstraktet IMRAD-opbygningen, ligesom selve artiklen. Dog kan et abstract i nogle tilfælde være ikke-struktureret (uden afsnit). Når man skriver/dikterer sit første udkast til artiklen, er det en god ide også at lave et første udkast til abstraktet.

Det er en god måde at tjekke, om man har det nødvendige overblik over formål, metode, resultater og diskussion for at kunne gå i gang med at skrive artiklen. Har man ikke det fornødne overblik til at lave sådan et udkast til abstraktet, er man ikke klar til at skrive artiklen, og man skal derfor forberede sig bedre, inden man går i gang.

Inden man går i gang med at skrive abstraktet, så er det en fordel at tjekke kravene fra det tidsskrift, man har tænkt sig at sende ind til. Hvad er kravene til omfang og opbygning. Dette kan nemlig variere noget fra tidsskrift til tidsskrift.

Inden submission, er det god skik at tjekke abstraktet for konsistens med indholdet i artiklen. Nogle gange ændres indholdet af diskussionen efter abstraktet er skrevet, og det er en stor fejl, hvis der ikke findes samme overordnede budskaber og fokuspunkter som i artiklen.

Introduktion:

I introduktionsafsnittet svares på spørgsmålet: Hvorfor skal dette studie laves? Introduktionsafsnittet er som regel bygget op af to til tre afsnit. Det første af disse to afsnit handler om baggrunden og det næste om formålet med studiet.

Når man beskriver baggrunden for studiet, er det vigtigt at identificere det hul i videnskaben, man vil udfylde med studiet. Man skal således retfærdiggøre, at det er nødvendigt at lave studiet. De to baggrundsafsnit sætter typisk scenen for studiet ved kort at ridse op:

- Hvad er den kliniske problemstilling – hvorfor er dette her vigtigt?

- Hvad ved vi fra den eksisterende litteratur på området, og hvad vi mangler at vide noget om (hullet i videnskaben)?

Hvis problemstillingen ikke er så kompliceret kan de nævnte to baggrundsafsnit med fordel sammenskrives til et enkelt tekstafsnit for yderligere at øge læsevenligheden.

Efter disse to afsnit (eller et) afsluttes introduktion med formålet/hypotesen, hvor man stiller forskningsspørgsmålet. Det er det spørgsmål, som studiet er designet til at svare på. Dette formuleres dog hyppigst som et formål i stedet for et spørgsmål (f.eks. "Vi ønsker med denne artikel at præsentere evidensen for restriktioner om mobiltelefonbrug på hospitaler for på denne måde at bidrage til debatten om en mulig national konsensus på området"). Den første sætning i første afsnit er meget vigtig, da den skal fange læseren ind. Sørg derfor for, at den ikke er for kedelig. Hvis læseren synes, at den første sætning er kedelig, er der stor sandsynlighed for, at han/hun ikke læser videre. Den første sætning kan inddeles i tre typer:

- Faktabaseret (f.eks. 10% af alle folk med blå bukser er arbejdsløse)

- Alarmerende (f.eks. folk med blå bukser begår selvmord pga. arbejdsløshed)
- Diskussionsorienterede (f.eks. der har været megen diskussion i den seneste tid om, hvorvidt folk med blå bukser kan få arbejde).

Hold introduktionen så kort som muligt. Brug derfor gerne kun to-tre afsnit (et-to til baggrund og et til formål/hypotese). Brug kun få og essentielle referencer i introduktionen. Det er kun det baggrundsstof som er vigtigst for målgruppen, der skal præsenteres her. Husk aktualitet i referencer, da der typisk kan gå lang tid fra at studiet blev initieret, til at man skriver artiklen. Det er vigtigt at holde sig opdateret, så artiklens design og resultater sættes i rette kontekst. Husk at justere detaljeringsniveauet i teksten svarende til den målgruppe, du skriver til. Brug ikke "vi" og "jeg".

Metode:

Metodeafsnittet besvarer spørgsmålet: Hvordan undersøgte vi forskningsspørgsmålet/hypotesen? Det skal vise, at man har brugt den rigtige metode til at svare på forskningsspørgsmålet. Metodeafsnittet indeholder typisk fire til seks underafsnit og skal beskrive metoden i artiklen på et så detaljeret niveau, at studiet kan genskabes af en anden fagperson med relevant viden.

For alle originale studier beskrives forsøgsdesignet i følgende detaljer:

- Hvordan er forsøgspersonerne udvalgt

- Hvordan bliver de allokeret til grupperne?

For randomiserede forsøg, er det vigtigt også at beskrive randomiseringsprocessen i detaljer:

- Randomiseringsmetode
- Hvordan var forsøgspersoner og investigatorer blindede?

Man beskriver inklusions- og eksklusionskriterier for studiet:

- Inklusionskriterierne beskriver hvilke krav der var til individerne (f.eks. mænd over 60 år med forhøjet blodtryk). Der beskrives ligeledes, hvilke sygdomskriterier der skal være opfyldt, dvs. hvordan defineres det helt præcist, at en patient har en given sygdom.

- Eksklusionskriterierne beskriver, hvad der gjorde, at patienter der opfyldte inklusionskriterierne alligevel ikke kunne være med i studiet (f.eks. en 65-årig mand med forhøjet blodtryk men med nyresygdom).

Man beskriver de interventioner der er gjort i detaljer, og hvad man målte på (primære og sekundære "outcome"-parametre). Derudover beskrives de målemetoder (inklusiv præcision af målemetoden) man har brugt for at måle sine "outcomes", og hvilket apparatur der blev brugt dertil. Materialet (patienter, dyr m.m.) klassificeres så detaljeret som muligt.

Laves litteraturgennemgange (systematiske reviews) er det nødvendigt præcist at beskrive den søgestrategi, man har brugt for at udvælge de studier, man har inkluderet. Typisk vil man angive den konkrete søgestreng. Derved kan de samme studier genfindes, hvis en anden forsker efterprøver søgestrategien.

Det sidste afsnit af metodeafsnittet skal indeholde:

- Etiske overvejelser og angivelse af de opnåede nødvendige tilladelser for at udføre studiet (dyreforsøgstilsynet, etisk komite, datatilsynet m.m.)
- Valg af statistiske tests og argumentationen herfor
- Hvilket software der er brugt til at behandle data
- Sample-size beregninger og power i studiet.

Alment kendte metoder kan angives med referencer og behøver derfor ikke skrives i detaljer, hvorimod nye og specifikke metoder som ikke tidligere er beskrevet altid skal beskrives i detaljer.

Resultater:

Resultatafsnittet skal give svaret på forskningsspørgsmålet, dvs. hvad fandt vi?

Resultatafsnittet skal skrives så kort som muligt. Der skal derfor kun bringes de mest relevante data. Man bringer de vigtigste data først og angiver typisk resultaterne med tilhørende statistisk metode og p-værdi. Kan man ikke inddele sine data efter vigtighed, præsenteres resultaterne kronologisk. I resultatafsnittet skal man ikke bruge kvalitative ord (f.eks. meget stor forskel). Man bruger kun neutrale vendinger og lader statistikken tale for sig selv. Enten er der en signifikant forskel eller er der ikke.

I resultatafsnittet angiver man resultaterne, men man vil typisk ikke fortolke data, da dette gøres i diskussionsafsnittet. Ligeledes vil man oftest undgå referencer i resultatafsnittet. Rent definitorisk er data de rå tal, hvorimod resultaterne er deres betydning. Fortolkningen af betydning hører derimod til i diskussionsafsnittet.

For kliniske komparative studier indledes resultatafsnittet typisk med en karakteristisk af datamaterialet, f.eks. en sammenligning af kontrol og interventionsgruppe på alder, køn, ASA-score m.m. Dette kan angives med p-værdier for at vise, om der er lige fordeling af karakteristika mellem de to grupper. Ofte bliver ordet "demografiske data" brugt om denne sammenligning, og en tabel i artiklen indeholder typisk disse demografiske data.

Man indsætter henvisning til tabeller og figurer de relevante steder i resultatteksten. Disse tabeller og figurerer vedlægges det endelig manuskript, og det vil oftest være tidsskriftets opgave at placere disse det rigtige sted i forhold til teksten. Bruges tabeller er det vigtigt ikke at gentage hvad der står i dem, men at opsummere essensen af dem i teksten. Hvis man f.eks. har en tabel med mange data, vil man forsøge at koge de overordnede tendenser i resultaterne sammen i teksten. Tabeller bruges, hvis man har mange data, f.eks. i systematiske reviews hvor resultaterne peger i forskellige retninger, eller hvis data er inhomogene. Når man beskriver figurer (grafer), beskriver man ligeledes tendenser, men man kan også lade graferne tale for sig selv (se afsnittet "figurer").

Diskussion:

Diskussionen fokuserer på betydningen af de fund, der er gjort i studiet (resultaterne). Diskussionen er typisk for lang, så hvis du er i tvivl om noget skal med, så skær det fra.

I diskussionen laves ikke yderligere analyse af data, og det er som udgangspunkt ikke tilladt at bringe data, som ikke har været præsenteret i resultatafsnittet. Undgå detaljerede gentagelser af resultater og gentagelse af indhold fra introduktionen.

En introduktion kan typisk opbygges således (5-7 underafsnit):

1. *Basic findings:* Opsummering af de vigtigste resultater/fund. Dette kan gøres i 2-3 sætninger, hvor man forsøger at bringe essensen af, hvad resultaterne viser.

2. *Diskussion af "outcome" parametre:* Sammenlign og diskuter de fundne resultater fra studiet overfor lignende studier, som har beskæftiget sig med samme område. Start med de vigtigste resultater først (primært "outcome"). Det er vigtigt, at inddrage studier med resultater, der understøtte de fundne resultater i dit studie, men i endnu højere grad er det vigtigt at fremføre, hvis der har været studier, som finder modsatrettede resultater. Dette viser, at man er i stand til at være objektiv over for det, man har fundet, og anerkender at man ikke nødvendigvis har fundet den endegyldige sandhed. Det er dog tilladt at argumentere for, at ens egne resultater er mere valide end de modsatrettede resultater, som er fundet i

andre studier, hvis der er gode argumenter herfor.

3. Ud over dette afsnit 2 kan der også være andre relevante ting at diskutere. Dvs. det angivne afsnit 2 kan udstrækkes til 1-4 afsnit, hvor man diskuterer hver emne/fund. Husk at holde tungen lige i munden, så emnerne ikke overlapper mellem afsnittene.

4. *Strengths and limitations:* Diskutér den anvendte metode, dvs. retfærdiggør det design, der er brugt. Fremhæv de stærke og de svage sider (f.eks. type-2 fejl). Man retfærdiggør designet ved at beskrive, hvorfor man har gjort, som man gjorde. Alle designs har svage sider, men der kan være naturlige forklaringer på, hvorfor man ikke kunne gøre det på den optimale måde. Skriv derfor dette. Forsøg at sætte dig i bedømmerens sted, når du kigger på studiet. Hvilke kritikpunkter ville du have? Det kan være klogt på forhånd at forsvare disse forventede kritikpunkter. Således viser man bedømmeren, at man er klar over, at studiet ikke er perfekt. Man har herved mulighed for at tage højde for disse begrænsninger, når man drager konklusionen på sit studie.

5. *Perspectives:* Dette afsnit beskriver de kliniske perspektiver eller konsekvenser af studiet, dvs. hvordan kan resultaterne i studiet få effekt på den kliniske hverdag hvis overhovedet. Langt de fleste studier alene får ikke direkte effekt på den kliniske praksis, så lad derfor være med at overvurdere værdien af dine resultater. For ikke-kliniske studier (basal/eksperimental forskning) diskuteres eventuelle

forskningsmæssige implikationer af resultaterne. Dvs. hvorledes er det muligt, at resultaterne kan ændre den forskningsmæssige dagsorden (f.eks. hvis man har fundet et nyt protein i kræftceller, løser dette ikke nødvendigvis gåden om kræft, men det er et skridt på vejen).

6. *Conclusion:* Det sidste afsnit i diskussionen er konklusionen. Her opsummeres de vigtigste resultater og herefter gives den endelige afgørelse. Dvs. hvad er budskabet? En typisk konklusion vil have én af tre betydninger:

   a. Flere studier mangler dvs. vi har ikke fundet frem til sandheden, og det skal undersøges nærmere. Man skal i så fald angive, hvilke slags studier der mangler og hvordan de skal laves.

   b. Måske er det faktisk sådan, som vi har vist. Angiv at man selv har stor tiltro til resultaterne og deres relevans, men at der pga. metodiske svagheder tages forbehold.

   c. Vi har fundet den endegyldige sandhed! Det er desværre sjældent, at man er berettiget og har lyst til at skrive dette. Det er jo som bekendt ret svært at lave det perfekte studie.

Det er ikke meningen at afsnittene skal have underoverskrifter, ovenstående er ment som huskeregel til én selv.

Referencer:

Inden for sundhedsvidenskabelig litteratur er brug af referencer meget vigtigt. Ved artikelskrivning bruges referencer i højere grad og mere stringent end ved f.eks. skrivning af faglitterære bøger.

Så snart der angives fakta, som ikke er opnået i ens eget studie, skal der refereres til studiet, hvor denne viden er opnået. Det er således ikke nok at referere til en artikel, hvor andre har nævnt disse fakta, eller oversigtsartikler der har medtaget studier, hvor fakta er fundet. Der bør kun refereres til studier, der originalt er kommet frem til resultaterne. Dog kan det i visse tilfælde være acceptabelt at referere til oversigtartikler, f.eks. hvis man tager udgangspunkt i det overordnede budskab, eller hvis der er begrænsning i antal referencer fra tidsskriftets side.

Referencer fungerer som den videnskabelige baggrund for arbejdet, dvs. den videnskabelige kontekst som din artikel sættes ind i. Samtidig vidner korrekt brug af referencer om dit overblik over den videnskabelige litteratur. Referencer skal således bruges med omhu. Hellere benytte få vigtige referencer end mange mindre essentielle referencer. Under alle omstændigheder når en reference bruges, så er det afgørende, at du som forfatter har læst hele referencen og ikke kun abstraktet. Man er som forfatter selv ansvarlig, når man refererer til et studie for, at den viden man refererer til rent faktisk står i artiklen. Man støder ikke sjældent på eksempler på fejlciteringer, øjensynligt fordi en forfatter ikke har gennemlæst sine referencer ordentligt. Dette er strengt forbudt.

Inden man starter sit studie, dvs. inden man laver protokollen til forsøget, bør man lave en litteraturgennemgang på området. En del af det etiske ansvar man har som forsker, er nemlig at sikre sig, at der er det nødvendige "hul" i litteraturen, man vil udfylde med sit studie. Man skal således sætte sig ind i, hvad der er af eksisterende viden på området, og hvor der mangler viden. Det er således ikke relevant at undersøge en problemstilling som allerede er sufficient belyst. Anvendelse af dyr og mennesker i forsøg skal kunne lede til ny viden, ellers er det ikke etisk forsvarligt at udføre studiet.

Helt konkret bruges referencer ved at man indsætter et tal eller navn på forfatteren i teksten på et givet sted, hvor man har brug for at referere. Denne angivelse refererer til litteraturlisten som står til sidst i artiklen. Angives referencen med et tal i teksten refererer dette tal til en specifik reference i litteraturlisten. Referencerne er angivet med på hinanden følgende numre efter den rækkefølge, de forekommer for første gang i teksten.

I introduktionsafsnittet af artiklen bruges som tidligere nævnt generelt få referencer. Man skal indsnævre sig til de referencer som retfærdiggør, hvorfor studiet skal laves. Typisk vil man benytte referencer, som kort beskriver baggrunden for studiet, og hvor der enten er et hul eller uenighed i litteraturen. Derved sætter man scenen for studiet. Således er det essentielt, at man finder de mest relevante referencer til introduktionsafsnittet, da dette vil højne kvaliteten af hele hypotesen bag studiet.

Når man bruger referencer findes der overoverordnet 2 referenceformater: Vancouver og

Harvard. Vancouver bruges typisk i lægevidenskabelig og anden biomedicinsk litteratur. I Vancouver står referencerne i teksten med tal omkranset af en skarp parentes (dette kan dog i praksis variere mellem tidsskrifter, hvor nogle bruger almindelig parentes og andre hævet skrift). Bruges flere referencer sammen adskilles disse af semikolon eller komma (f.eks. 3;6 eller 3,6). Bruges flere på hinanden følgende referencer benyttes bindestreg (f.eks. 1-3). Er du i tvivl om opsætningen af referencer, så er den bedste metode at se i en nyligt publiceret artikel i det tidsskrift, som du stiler mod. Her kan du i referencelisten se, hvordan de vil have det stillet op. Ellers står referenceformen typisk angivet i "instructions for authors" på tidsskriftets hjemmeside.

Tabeller:

Tabeller i artikler bruges generelt til at samle og præsentere data. Som tommelfingerregel siger man, at der ikke skal indsættes mere end én tabel pr. side tekst. Tabeller kan bruges til at skabe overblik over komplicerede data, f.eks. hvis man har en meget stor datamængde eller inhomogene data. F.eks. i systematiske reviews hvor mange forskellige artikler gennemgås med mange forskellige resultater, vil det være fordelagtigt at stille dette op i en tabel for at skabe overblik over resultaterne. En del tidsskrifter ønsker dog ikke at trykke sådanne relativt store tabeller, og de kan med fordel lægges som supplerende materiale til artiklen i tidsskriftets net-version. Der er dog forskel på de forskellige tidsskrifters måde at håndtere dette på.

Som hovedregel skal tabeller ikke bruges, hvis det kan skrives nemmere i teksten. En anden hyppig grund til brug af tabeller er sammenligning af patientdata eller to forskellige grupper. Når man holder to ting overfor hinanden, er tabeller meget anvendelige, da dette giver et fint overblik over sammenhænge og forskelle, som er sværere at beskrive med tekst.

TABLE 2		
Results from the first and third writing retreat.	Retreat 1, median (range)	Retreat 3, median (range)
Flow[a]	4.5 (3-5)	5 (3-5)
Structure[a]	4 (2-5)	5 (2-5)
Language[a]	4 (2-5)	4 (3-5)
Preparation[a]	3.5 (1-5)	5 (2-5)
Length[a]	4 (2-5)	5 (4-5)
Use of references[a]	4 (1-5)	5 (3-5)
Dictation time for first draft, hours	4 (1.5-7.0)	5 (3.5-7.0)
LIX number	55 (46-65)	59 (51-70)
Gunning Fog index	17.55 (1.289-19.39)	15.7 (14.3-21.7)
Flesch Reading Ease Scale Score	47 (26.40-57.50)	38.1 (25.5-52.1)
Types of articles produced during the writing retreat	4 narrative reviews	2 narrative reviews
	1 systematic review	3 systematic reviews
	4 original articles	7 original articles
	1 Cochrane review	
	1 editorial	
	1 case report	
Language of produced articles	5 Danish	2 Danish
	7 English	10 English
a) Scale 1-5.		

Reference: Dan Med J 2013;60:A4593

Det er vigtigt, at tabeller skal kunne stå alene. Det vil sige, at når man læser tabellen, forstår man budskabet, uden at man bliver nødt til at læse resultatafsnittet. Dette forudsætter selvfølgelig korrekt brug af tabeltitel samt evt. en forklarende fodnote som uddyber specifikke ting i tabellen, f.eks. forkortelser eller statistiske tests.

Inden du går i gang med at lave tabeller, så check altid "instructions for authors", såfremt du ved, hvilket tidsskrift du vil publicere i. Der er oftest restriktioner på antallet af tabeller, og hvor meget de må fylde. Det er derfor vigtigt at sætte sig ind i dette. Brug ikke tabeller til at vise sammenhænge, som kan vises på grafer. Grafer er ofte mere illustrative til at vise sammenhænge end tal/tabeller.

Brug af fakta-bokse som tabelform er gode til at kommunikere overordnede vigtige budskaber, f.eks. hvis man vil have læseren til at fokusere på noget bestemt i ens artikel. Ligeledes fungerer de godt som appetitvækkere og kan således fange læseren ind til at læse resten af artiklen.

Figurer:

Overordnet bør figurer bruges til 3 formål:

- Et "bevis"- dvs. et konkret eksempel på resultaterne, f.eks. et røntgen billede

- Skabe "effektivitet"- dvs. illustrere sammenhænge på en bedre og mere effektiv måde end man ville kunne i teksten

- Skabe "fremhævning"- f.eks. hvis nogle resultater er vigtige end andre, kan disse formidles i en graf/figur for at sætte fokus på dem

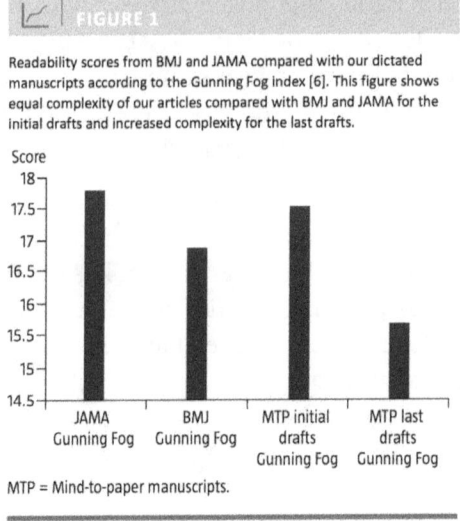

Readability scores from BMJ and JAMA compared with our dictated manuscripts according to the Gunning Fog index [6]. This figure shows equal complexity of our articles compared with BMJ and JAMA for the initial drafts and increased complexity for the last drafts.

Reference: Dan Med J 2013;60:A4593

Bevis:

Brug en figur hvis det styrker konklusionen af artiklen. Figurer skal bruges med omhu. Brug derfor hellere få figurer, der har et klart budskab end mange figurer, der viser modstridende informationer. Dette vil blot forvirre læseren.

Effektivitet:

Undertiden kan figurer formidle et budskab mere effektivt, end det kan skrives i teksten. Når man vil illustrere komplicerede sammenhænge, kan en figur være i stand til at formidle noget enkelt, som er meget kompliceret at gøre i tekst. F.eks. hvis man skal forklare arvegangen for en sygdom giver et stamtræ væsentlig mere overblik over, hvorledes sygdommen afficerer forskellige familiemedlemmer, i forhold til hvis man skulle forklare alle indbyrdes relationer mellem de afficerede familiemedlemmer med tekst.

Ydermere hvis man ud fra numeriske data ønsker at vise sammenhæng mellem to variable, fungerer dette væsentligt bedre på en graf, end hvis det skulle angives i tal i tekst eller tabel.

Fremhævning:

Figurer kan bruges til at fremhæve og illustrere en vigtig pointe i artiklen. Dette er dog mest relevant, hvis denne pointe er relateret til konklusionen og det overordnede budskab i artiklen. Ellers bør man overveje, om figuren kan udelades.

Typisk vil figurer til en artikel sendes til tidsskriftet i et separat dokument. Man vil i artikelmanuskriptet angive figurernes "legends" på en blank side. Figur "legends" angiver for hver figur en klar beskrivelse af, hvad figuren viser samt tekniske detaljer.

Tidligere kunne det være et problem at få trykt mange figurer i tidskrifter. Dette var i høj grad, fordi tidsskrifterne udelukkende udkom i papirform, hvorfor det var dyrt for tidsskriftet at trykke mange figurer.

Den aktuelle udbredelse af "kun" online tidsskrifter har ændret på dette faktum, og det er således ikke længere i sig selv problematisk at have tabeller/figurer med i sin artikel. Dog er der stadig tidsskrifter, typisk dem som stadig kommer i papirudgave, hvor man som forfatter skal betale, hvis figurer skal trykkes i farver. Check derfor "Instruction for authors" for at undersøge, om der findes sådanne gebyrer. Fungerer figuren lige så godt i sort/hvid, er det værd at overveje, om man ikke skal konvertere figuren og spare pengene.

REFERENCESTYRING

Der findes en række forskellige programmer tilgængelige til at holde styr på ens referencer til den artikel, man er ved at skrive. F.eks. kan nævnes Reference Manager, EndNote, RefWorks, Mendeley, ProCite etc.

Det er vigtigt at overveje nøje, om man vil gå ind i dette område eller ej. Skal man skrive nogle få artikler, og har man ikke tusindevis af referencer at holde styr på, er tiden formentlig givet bedre ud på en mere manuel tilgang til processen frem for at sætte sig ind i et software program og håndteringen af referencerne i dette. Tænk på at referencen også skal lægges ind i software programmet, for at man kan trække dem ud igen til sin referenceliste. Selve indlæsningen foregår selvfølgelig delvis automatiseret via f.eks. PubMed, men der er alt andet lige et relativt stort arbejde forbundet med at sætte sig ind i brugen af reference-styringsprogrammerne.

Når dette er sagt, er det også meget vigtigt at understrege, at selvom man bruger et reference-styringsprogram, så fratager det ikke én arbejdet med meget grundig korrekturlæsning af referencelisten. Reference-styringsprogrammerne er ikke fejlfrie, og der er typisk mindre fejl i tegnsætningen med punktummer og semikolon m.v. i referencelisten, selvom man har valgt den rigtige opsætning for det pågældende tidsskrift, man ønsker at submitte sin artikel til. I reference-styringsprogrammerne kan man f.eks. vælge JAMA-style o.lign., men det passer

ROSENBERG, BURCHARTH, POMMERGAARD

desværre ikke altid til det pågældende tidsskrift helt
ned i detaljen.

Fordelen ved at anvende et reference-
styringsprogram er, at man kan flytte rundt på sine
tekstafsnit i revisionsfasen og referencernes numre vil
justeres automatisk i denne proces. Man skal dog
sætte det lidt i perspektiv, så hvis forskningsprojektet
har taget et år at gennemføre, kan man måske nok
bruge et par timer på at finpudse sin referenceliste,
hvis det skal gøres manuelt fremfor ved brug af et
referenc-styringsprogram. På den anden side, hvis
man går ind i f.eks. et tre-årigt Ph.D.-forløb og skal
skrive en række artikler inden for samme
emneområde og have overblik over en relativt stor
mængde litteratur, så kan det selvfølgelig være en
fordel at samle referencerne i et reference-
styringsprogram.

Valg af reference-styringsprogram

Der er fordele og ulemper ved de forskellige
programmer. Vi har i forfattergruppen til aktuelle bog
kun erfaring med nogle af systemerne og
nedenstående er derfor meget subjektivt og kun
baseret på vores begrænsede erfaring inden for
området. Vi modtager derfor selvfølgelig med stor
glæde feedback fra læserne, så også dette afsnit kan
justeres i de kommende udgaver af bogen.

Valg af program handler om overvejelser som
f.eks. at have mulighed for at synkronisere mellem
forskellige enheder og over nettet samt muligheder
for tilpasning til særlige referencetyper. Er der offline
adgang? Kan man downloade den specifikke software

til sin computer? Er der en problemstilling omkring prisen for programmet? Er der mulighed for f.eks. at dele referencer i forfattergrupper? Dette er de centrale overvejelser, som vil afgøre, hvilket program man skal vælge. I praksis handler det dog også om, hvilket program de andre i forskergruppen anvender, da der kan være fornuft i at vælge det samme, så man nemmere kan udveksle erfaringer og fælles problemløsning.

Refman

Ved anvendelse af RefMan har man hele artikelbasen liggende som en mappe på den enkelte computer. Det betyder, at man kun kan tilgå sit reference-styringssystem på denne computer og derved ikke har fleksibilitet i arbejdet med sin artikel. RefMan er meget udbredt, idet det typisk tilbydes gratis på mange hospitaler og universiteter.

Mendeley

Mendeley har den fordel, at man både kan downloade programmet på sin computer, men at der samtidig findes en webudgave, hvor man kan synkronisere ens referencebibliotek over nettet. På den måde kan man anvende Mendeley på flere computere og have det samme bibliotek og referencer til rådighed. Mendeley er gratis, indtil man har downloaded omkring 1200 artikler (sv.t 500 MB). I den gratis udgave er der også en afgrænsning af, hvor mange mapper/grupper man kan have sine referencer i. Ved at betale en afgift får man således flere muligheder stillet til rådighed. Mendeley har også udviklet app's til iPad og iPhone så man også kan læse sine referencer dér.

Refworks
RefWorks ligger ligesom Mendeley både på ens egen computer og på nettet og kan derfor tilgås fra forskellige PC'er. Det koster en afgift at anvende RefWorks.

Endnote
EndNote fungerer som Mendeley både med en lokal udgave på ens egen harddisk og en udgave på nettet, men der er dog ikke automatisk synkronisering mellem de forskellige udgaver. Den internetbaserede udgave af EndNote er gratis. Både Mendeley, RefMan og EndNote er velfungerende programmer, men vi har oplevet, at det kan være vanskeligt at redigere tekstfilerne på en Ipad, hvis der er anvendt EndNote i den oprindelige word-fil. Dette ændrer sig formentlig hurtigt, når de forskellige apps til Ipad opdateres til nyere udgaver.

FORFATTERSKAB

Forfatterskabsbegrebet er forskelligt for forskellige videnskabelige områder. Inden for den biomedicinske forskning er det dog relativt simpelt, idet International Committee of Medical Journal editors (www.icmje.org) har udstukket retningslinjer for, hvad der skal til for at være forfatter på biomedicinske artikler. Dette følges af stort set alle tidsskrifter inden for det biomedicinske område. Der er fire kriterier, som alle skal opfyldes:

1. Conception and design OR acquisition of data OR analysis and interpretation of data.

2. Drafting the article OR revising it critically for important intellectual content.

3. Final approval of the version to be published.

4. Agreement to be accountable for all aspects of the work in ensuring that questions related to the accuracy or integrity of any part of the work are appropriately investigated and resolved.

Alle forfattere skal således opfylde alle 4 kriterier som nævnt ovenfor. Man skal dog f.eks. for kriterium 1 kun opfylde et af underpunkterne. Hvis man f.eks. kun har deltaget i dataindsamling (acquisition of data) er punkt 1 fuldt opfyldt for vedkommende. Herefter kan man så deltage f.eks. i den kritiske revision af artikeludkastet og herefter godkende det endelige produkt til indsendelse til tidsskriftet. I en sådan situation er man fuldgyldigt medlem af forfattergruppen.

Reglerne er meget simple, idet man SKAL være forfatter, hvis man opfylder disse 3 kriterier, og man må IKKE være forfatter, hvis man kun opfylder 1 eller 2 af kriterierne. Hvis man kun opfylder 1 eller 2 af kriterierne, nævnes man i stedet under taksigelser (acknowledgements) som bidragyder til det videnskabelige arbejde.

De fleste tidsskrifter kræver, at man underskriver en forfatterskabserklæring, når man indsender sin artikel, hvor man redegør for, om man opfylder kriterierne eller ej. Enkelte tidsskrifter har valgt et maksimum tilladeligt antal forfattere på en artikel, men dette er for så vidt forkert. Hvis forfatterne alle underskriver en erklæring om, at de opfylder de 4 kriterier, så kan tidsskriftet i princippet være ligeglade med, hvor mange forfattere der er på den pågældende artikel. Inden for det biomedicinske område er antallet af forfatterne typisk ca. 3-15 for en enkelt artikel, men nogle arbejder, specielt multi-center studier, kan have rigtig mange forfattere. "Rekorden" inden for det biomedicinske område er ca. 1000 forfattere på en enkelt artikel, og dette er jo nok lige i overkanten. Indenfor f.eks. astrofysik og lignende discipliner gælder helt andre regler for forfatterskab, og her er det slet ikke ualmindeligt, at have over 1000 forfattere på en enkelt artikel.

Et generelt godt råd til den unge forsker er ikke at fokusere så meget på antallet af forfattere på artiklen, men derimod at sikre sig uden nogen som helst tvivl, at de personer som står på listen af forfattere, alle uomtvisteligt opfylder de 3 forfatterskabskriterier udstukket af ICMJE. På denne måde holder man sin sti ren, og det kan ikke understreges nok, at reglerne for forfatterskab selvfølgelig skal overholdes 100%. De aktuelle forfatterskabskriterier fra ICMJE bliver i øjeblikket diskuteret i ICMJE, og det er muligt, at der inden for ca. 1 år kommer en lettere revision af kriterierne.

Det er første-forfatterens ansvar at inddrage de øvrige medforfattere i f.eks. revisionsprocessen, så alle opfylder forfatterskabskriterierne. Det er derfor vigtigt at kende kriterierne og være opmærksom på det i hele forløbet i arbejdet med artiklen. Et eksempel er f.eks. i større multi-center-studier, hvor man måske har aftalt, at inklusion af 10 patienter til undersøgelsen berettiger til et medforfatterskab. Dette betyder ikke, at medforfatteren blot skrives på forfatterlisten uden yderligere bidrag end at levere 10 patienters data. Dette går selvfølgelig ikke, idet man så kun opfylder kriterium 1 i forfatterskabskriterierne. I sådanne tilfælde er det første forfatterens ansvar at inddrage medforfatteren også i revisionsprocessen og sørge for endelig godkendelse af det finale produkt til indsendelse til tidsskriftet.

Det er en god idé, inden sådanne multi-center studier startes, at udarbejde en regelret forfatterskabskontrakt med de deltagende centre, så der ikke nærer tvivl om reglerne for medforfatterskab. Et eksempel på et sådan aftalegrundlag kan ses på

http://www.ssorg.net/index.php/download_file/vie w/124/111/

Medical writers

Medical writers er typisk højt uddannede og videnskabelige trænede personer, ofte med Ph.D. eller lignende akademiske grader i bagagen. Typisk udfærdiger personen forsøgsprotokoller, fondsansøgninger o.lign., men kan bestemt også deltage i regelret artikelskrivning.

Det er meget udbredt at arbejde sammen med en medical writer f.eks. i USA og flere steder i Europa, og der eksisterer faglige sammenslutninger for disse personer (American Medical Writers Association og European Medical Writers Association). En medical writer er typisk *ikke* medforfatter, idet vedkommende ikke opfylder forfatterskabskriterie nr. 1. En medical writer kommer ind i processen ved typisk at levere første udkast til artiklen, hvorefter produktet går tilbage i forfattergruppen til kritisk revision og endelig godkendelse til submission. Man kan derfor se en medical writer som en bidragsyder til forskningsprocessen på lige fod med f.eks. en forskningssygeplejerske, der indsamler data eller en statistiker, der hjælper med den statistiske analyse eller laboranten, der undersøger blodprøverne.

Anvendelse af medical writers er ikke udbredt i Danmark, men man kan tænke sig i takt med kondensering af forskerne i større forskningssamarbejdende grupper, at anvendelsen af medical writers vil stige fremover.

PUBLIKATIONSPROCESSEN

Hvem arbejder på et tidsskrift og hvad laver de?

Et tidsskrift er næsten altid ejet af et forlag eller en forlægger, og i tidsskrifter af en vis størrelse er der arbejdsfunktioner som sekretariater, redaktører, journalister samt en salgs- og marketingsafdeling. Chefredaktøren er øverst ansvarlig for tidsskriftet, ansvarlig overfor publisher og for at lovgivningen overholdes. Ligeledes har han/hun det overordnede ansvar for indhold og oftest også økonomien for tidsskriftet.

De videnskabelige redaktører og den videnskabelige chefredaktør har ansvar for det videnskabelige indhold, for emnerne, fokus for tidsskriftet og artiklerne, samt vinklerne og kvaliteten. De såkaldte copy-editors har til opgave at forbedre artiklen til tryk. De læser korrektur, tilpasser stilen til tidsskriftet m.h.t. stavning, grammatik, stil, skriftlige konventioner og typografi. Ligeledes står de for en stor del af korrespondancen med forfatteren samt tilpasser illustrationer og tabeller.

Redaktører skal via deres job på tidsskriftet ofte manøvrere mellem arbejdspres fra et stort in-flow af artikler, revisioner samt konstante krav om at trykke artikler, der giver høj impact. Derfor, hvis man ønsker at gøre redaktørers job nemmere, så skal man skrive kort og præcist. Man skal overholde sine deadlines og efterkomme deres krav om ændringer. Idet man letter deres job, øger man chancerne for, at ens artikel

ROSENBERG, BURCHARTH, POMMERGAARD

bliver publiceret.

Hvordan er tidsskriftets arbejdsgang?

Al indsendelse af artikler til tidsskrifter og korrespondancen med tidsskrifter er i dag elektronisk. Det er vigtigt at sige, at man skal følge guidelines for det system, som tidsskriftet anvender.

Det varierer meget, hvordan enkelte tidsskrifter afgør, hvorvidt artikler skal antages. På nogle tidsskrifter er det chefredaktøren der afgør det, på andre tidsskrifter er det en konferencebeslutning de forskellige redaktører imellem, og endelig hos nogle er det de enkelte videnskabelige redaktører, der beslutter det.

Næsten alle tidsskrifter modtager flere artikler end de kan trykke, og derfor er der nogle generelle kriterier der appliceres på artiklerne, så man kan udvælge dem, man ønsker at trykke:

- Relevans for læserne

- Vigtighed

- Nyhedsværdi

- Videnskabelig tyngde

- Effekt på tidsskriftets backlog på allerede accepterede artikler

- Kvaliteten i præsentationen af artiklen

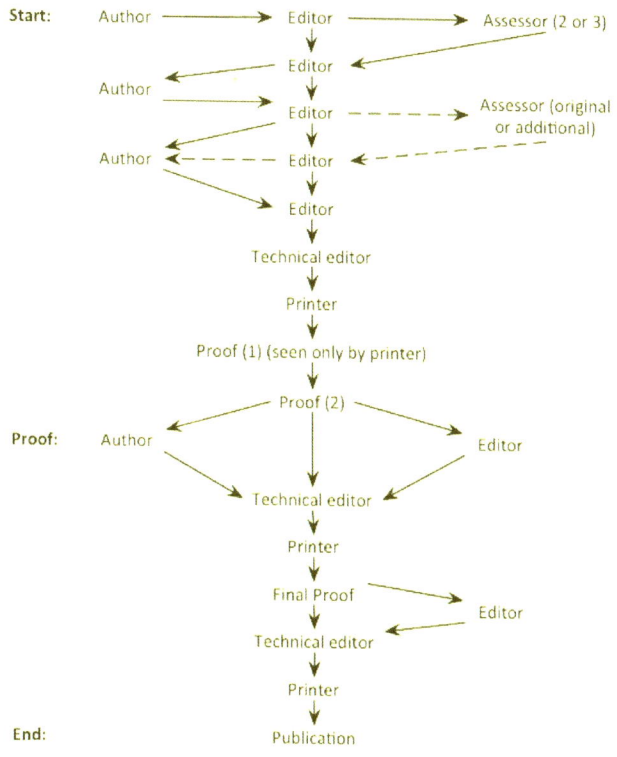

Som det fremgår af illustrationen er der mange led, mange arbejdsprocesser og meget arbejde i at få trykt artikler. En editor vil helst ikke have for mange artikler, der ligger og venter på at blive trykt (backlog). Det spiller derfor en rolle, hvor mange artikler tidsskriftet har liggende og vente, og dermed kan små ting i artiklen gå hen og blive afgørende for, hvorvidt den bliver antaget.

Peer review

Peer review er processen, hvor artikler vurderes (ofte blindet) for at øge kvaliteten og teste metoderne i de indsendte artikler. Kommunikationen mellem forfatter og redaktør og peer reviewer er konfidentiel og ofte kun kendte af det redaktionelle kontor på tidsskriftet.

Peer reviewers er konsulenter for redaktøren. De er ikke beslutningstagere. Det er udelukkende redaktøren, der beslutter, hvorvidt en artikel skal antages eller ej. En peer reviewers opgave er at kritisere og komme med forslag til forbedring af artiklen, og derfor skal man ikke tage det personligt, når der kommer kritik fra en reviewer på ens artikel – det er deres opgave. Ofte øger det faktisk kvaliteten af ens artikel, hvis man efterkommer peer reviewers kommentarer.

Peer review systemet er ikke fair, og der har været afprøvet flere andre metoder som open review på sociale medier som facebook, linked-in og forskellige videnskabelige netværk. Man forsøger dog at lave peer review systemet så fair som muligt, således at personer med interessekonflikter ikke kan reviewe hinandens artikler. Hvis man risikerer at skulle reviewe en artikel for en man kender eller har interessekonflikter overfor, så skal man informere det redaktionelle kontor, så de kan udpege en ny bedømmer.

AFRUNDING

Alle faggrupper kan producere videnskabelige artikler. Mange finder det dog svært og arbejdstungt at kome i gang med. Vi håber, at vi med denne bog har kunnet afdramatisere og afmystificere mange af elementerne ved artikelskrivning, og derved gøre artikelskrivning mere tilgængeligt for nutidige og fremtidige forfattere.

KONTAKT

info@forskerkurser.dk